Rainer Krockauer

Sterne in der Nacht

Rainer Krockauer

Sterne in der Nacht

Botschaften von Kindern an der Grenze des Lebens

Kösel

ISBN 3-466-36532-5

Druck und Bindung: Kösel, Kempten
Umschlag: Kaselow-Design, München
Umschlagmotiv: Vincent van Gogh, Sternennacht (1889).
Metropolitan Museum of Art, New York,
Foto: Archiv für Kunst und Geschichte, Berlin

1 2 3 4 5 · 03 02 01 00 99

Gedruckt auf umweltfreundlich hergestelltem Werkdruckpapier
(säurefrei und chlorfrei gebleicht)

Inhalt

Teil III

Persönliches Vorwort

Die psychosoziale und seelsorgerliche Begleitung schwerst kranker Menschen beschäftigt mich seit vielen Jahren. Viele Begegnungen nicht nur mit Angehörigen, sondern auch mit Psycholog(-inn)en, Ärzt(-inn)en, Sozialarbeitern(-innen) oder Seelsorgern(-innen) liegen hinter mir. Den nachhaltigsten Eindruck aber hinterließen die Gespräche mit dem Münchener Franziskanerpater und Klinikseelsorger Michael Först.

Es war weniger unsere langjährige Freundschaft, die meinen Eindruck prägte und mich mit seiner Arbeit verband. Vielmehr wurde mir als Beobachter seines Arbeitsfeldes im Laufe der Zeit immer deutlicher, dass seine Arbeit einen wesentlichen spirituellen Impuls für Angehörige und alle Berufgruppen bereitstellt, die mit der Begleitung schwerst kranker Menschen zu tun haben.

Als ich schließlich im Sommer 1997 alle Weichen für eine Buchveröffentlichung gestellt hatte, die seine Begegnungen mit schwerst kranken Kindern und Jugendlichen verarbeiten sollte, erkrankte Michael Först selbst plötzlich so schwer, dass Schlimmstes zu befürchten war. Während ich in Aachen das mittlerweile gesammelte Bild- und Textmaterial von betroffenen Kindern, Jugendlichen und ihren Eltern redigierte, begann Michael Först in München seine persönlichen Erinnerungen an diese handschriftlich festzuhalten. Er arbeitete trotz schwierigster persönlicher Umstände fieberhaft an der Fertigstellung seiner »Gedächtnisprotokolle«. Um die 1997/98 Jahreswende teilte er mir dann erleichtert mit, dass das Buch von seiner Seite her fertig sei.

Unmittelbar danach musste er wieder ins Krankenhaus, aus dem er nicht mehr nach Hause kam. Sein letztlich überraschender Tod im Mai 1998 verbindet ihn rückblickend auf authentische Art und Weise mit den von ihm selbst bis in den Tod begleiteten Kindern und Jugendlichen und macht seine Aufzeichnungen zu einem Vermächtnis besonderer Art.

Aachen, im Dezember 1998 *Rainer Krockauer*

Teil I

Ein Schüler des Zen kommt zum Meister und fragt ihn:
»Was ist der wahre Weg?«
Der Lehrer erwidert: »Der alltägliche Weg ist der wahre Weg.«
Wiederum fragt der Schüler: »Kann man den Weg erlernen?«
Der Lehrer antwortet: »Je mehr du lernst, desto weiter
kommst du vom Weg ab.«
Darauf der Schüler: »Wenn man dem Weg nicht durch Lernen
näher kommen kann, wie kann man ihn dann erkennen?«
Der Meister spricht: »Der Weg ist kein sichtbares Ding,
er ist auch kein unsichtbares Ding. Er ist nichts Erkennbares
und auch nichts Unerkennbares. Suche ihn nicht, lerne ihn nicht,
nenne ihn nicht! Sei weit und offen wie der Himmel,
und du bist auf dem Weg!«[1]

1.
Lichtspuren am nächtlichen Himmel

Ein nächtlicher Sternenhimmel fasziniert seit Urzeiten die Menschen. Staunend stehen sie vor der Weite und Offenheit des Weltalls. Der Schein der zahllosen Sterne hellt die weite Finsternis auf und bietet hilfreiche Orientierung. – Sterne zeigen Himmelsrichtungen an, sie erleichtern dem Suchenden, den eigenen Standort herauszufinden; sonst wäre der Mensch doch hoffnungsvoll verloren in der grenzenlosen Dunkelheit der Nacht.

Wenn nun ein Mensch mit Sterben und Tod eines von ihm geliebten Kindes konfrontiert wird, kann es, wie Betroffene erzählen, im Leben zeitweise finstere Nacht werden. Etwa 16.000 Kinder und Jugendliche sterben allein in Deutschland jedes Jahr einen in jeder Hinsicht unerwarteten und plötzlichen Tod. Die meisten bereits kurz vor, während oder nach der Geburt. Andere kommen durch Unfälle, insbesondere im Straßenverkehr, um, werden von den Folgen einer schweren Erkrankung besiegt oder nehmen sich – bedrückend genug – selbst das Leben. Fragen über Fragen türmen sich in solchen Fällen auf, die nach Antworten und Orientierung suchen:

Warum gerade mein Kind? Warum trifft dieses Leid unsere Familie? Wie geht es weiter?

In diesem Buch werden Kinder und Jugendliche vorgestellt, die an den Folgen schwerster, jahrelanger Erkrankungen verstorben sind. Die Betroffenen litten an Leukämie oder verschiedenartigen Tumorerkrankungen, an Mukoviszidose oder angeborener Herz- oder Leberschwäche, an Aids. Alles Menschenmögliche wurde zur Rettung ihres Lebens versucht. Jahrelange Hoffnungen auf die Wunderkraft der Medizin zerbrachen aber am Ende und hinterließen auch hier suchende und fragende Menschen.

In all den Jahren zwischen Hoffnung und Verzweiflung wurden diese Kinder und Jugendlichen vom Franziskanerpater Michael Först begleitet. In seiner Tätigkeit als Seelsorger einer Kinderklinik in München hat er mit den Betroffenen viele nächtliche Stunden durchlebt und ausgehalten. Es waren, wie er berichtet, die Kinder und Jugendlichen selbst, die in einem wechselseitigen Gesprächs- und Begleitungsprozess Lichtspuren in das Dunkel ihrer Erkrankung brachten – und das vor allem, indem sie sich einer transzendenten Dimension ihres Lebens öffneten. Für ihre Angehörigen und Begleiter erschloss sich dadurch auf geheimnisvolle Art und Weise ein befreiender Horizont.

Die Signale und Botschaften dieser Kinder und Jugendlichen beeindrucken nicht nur durch ihre Originalität. Sie übermitteln auch unerwarteterweise einen hoffnungsvollen und anderen Blick auf eine scheinbar trostlose Seite des Lebens. Denn die von Michael Först handschriftlich skizzierten und von mir bearbeiteten Erinnerungen an diese Begegnungen *(im Buch kursiv gesetzt)* bestätigen eine bisher nur mit Vorsicht behandelte Vermutung: Gerade schwerst kranke Kinder und Jugendliche besitzen zuweilen ein geradezu intuitives Wissen von der jenseitigen und göttlichen Dimension *in ihnen*. Dies lässt sie tiefgründige Fragen stellen und zugleich eine Kraft erahnen, die stärker ist als der Tod. In den in diesem Buch aufgenommenen Begegnungsgeschichten wird diese religiöse Dimension berührt. Die oft spontane und sich in Bildern ausdrückende Art dieser Kinder und Jugendlichen, sich in einen bergenden Grund fallen zu lassen, eröffnet eine trostreiche Perspektive – nicht nur für Eltern und Angehörige, sondern auch für Ärzte(-innen), Pflegekräfte, andere Menschen, die mit direkt Betroffenen zu tun haben, und auch für all die, die mit wachen Sinnen das Leben anschauen.

Solche Signale und Botschaften Todkranker sind mit Sternen in der Nacht zu vergleichen, die allen aufmerksamen Betrachtern Orientierung und Halt zu geben vermögen. Je stärker der Betrachter oder die Betrachterin sie auf sich wirken lässt, desto intensiver erstrahlt ihr Licht für ihn oder sie selbst. In dieser Hoffnung ist dieses Buch geschrieben: Alle sind von den Signalen und Botschaften angesprochen und betroffen. In einem Schattenbereich unseres Lebens, oft verdrängt und vergessen, gilt es, genauer hinein- und hinzuhören und die großen Fragen und Themen des Lebens aus der Perspektive kleiner und junger, aber erstaunlich weiser und reifer Menschen neu sehen zu lernen.

Sicherlich: Die Leidensgeschichten der in diesem Buch vorkommenden Kinder und Jugendlichen verschlagen einem zunächst eher die Sprache. Flotte Sprüche oder allzu schneller Trost wirken deplatziert. Die Gedanken dieser Kinder und Jugendlichen jedoch, vor allem aber die dahinter stehenden Haltungen, drängen zum Schreiben und ermuntern zum aufmerksamen Lesen. Es empfiehlt sich dabei, immer wieder bei einzelnen Textpassagen zu verweilen, um genau hinhören zu können. Dann dürfte sich bewahrheiten, was betroffene Eltern und erfahrene Begleiter bestätigen: Wer mit offenen Augen und Ohren hinsieht und hinhört, bekommt ein neues Gespür für das Elementare des Lebens und für kleinste Regungen des Lebendigen. Ein Vater erzählt rückblickend: »Meine schwer kranke Tochter hat mir letztlich beigebracht, auf das Wesentliche zu kommen.«

»Es gibt Wegkreuzungen ohne Orientierung. Alles scheint sich im Kreis zu drehen. Die Hilfen sind verschwunden, die Gegend ist fremd, und der Mensch ist hilflos, ausgeliefert.

Ein mühsamer Weg beginnt, manchmal aussichtslos, schleppend schwer, ein Wagnis: Wie geht es weiter? Warum passiert das uns, warum bricht Leid und Krankheit gerade in unsere Familie ein? Fragen über Fragen, die nach Antwort suchen.

Auf unserem Weg durften wir so viele Menschen erleben: Strahlende Augen in Freude und Glück und verzweifelte Menschen, deren Antlitz sich für immer verändert hat.

Die Signale und Botschaften schwerst kranker Kinder gaben uns Kraft, zu hören, zu staunen, in das Geheimnis des Lebens einzutauchen. Sie alle sind unsere Bausteine, unsere Lebenssteine, unsere Wegsteine – ihr Vermächtnis.«

Michael Först (Rundbrief im Advent 1996)

2.
Kundschafter einer anderen Welt

Hören auf die Kunde der Kranken

Ein Gesunder und ein Kranker, ein Erwachsener und ein Kind, verhelfen sich in einer wechselseitigen Begegnung zu einer wesentlichen Lebenseinsicht. In einer außergewöhnlichen Grenzsituation bringt dabei der scheinbar Schwache dem scheinbar Starken bei, feinfühlig und aufmerksam zu werden. Er rührt an das Innerste des Erwachsenen und drängt ihn, mit dem Herzen zu hören und zu sehen. Das kranke Kind ermöglicht Eltern und Begleitern, das Leben anders zu sehen und einen neuen Umgang mit dem Leben zu lernen. Verborgene und übersehene Seiten des Lebens werden schmerzhaft für die Gesunden aufgedeckt.

Schwerst kranke Kinder wie Kranke überhaupt können so ihren Begleitern etwas voraushaben. Sie wissen etwas, was diese so nicht wissen (können). Sie kennen wichtige Dimensionen des Menschseins, vor allem die Schattenseiten. »Direkt oder indirekt sind es daher die kranken Menschen, die ... den Anstoß geben, ... dem Geheimnis unseres Lebens auf die Spur zu kommen«, schreibt der Klinikseelsorger M. Gmelch und fügt hinzu: »Wenn es daher überhaupt ein ›Voraus‹ ... in der Beziehung zu den Patienten gibt, dann liegt der Vorsprung im genaueren Hinsehen und Hinhören, in der Bereitschaft und Fähigkeit, die oft verborgenen Tiefendimensionen des Erzählten oder Gespürten zu entdecken und zu erschließen.«[2]

Die Aufmerksamkeit für die Kunde todkranker Kinder und Jugendlicher ist gegenwärtig immer noch sehr gering. Durch das Vertrauen auf medizinische Erkenntnisse und fortgeschrittene Heilungsmöglichkeiten in den westlichen Industrieländern ist die Tatsache einer alltäglichen »Kindersterblichkeit« scheinbar aus dem öffentlichen Bewusstsein verschwunden. Das Schicksal, ein Kind durch Tod zu verlieren, erscheint irrtümlicherweise nicht wenigen wie ein Ausnahme- und Einzelfall. Nicht nur die besondere Lebenssituation betroffener Kinder und Jugendlicher, sondern auch die ihrer Eltern und Angehörigen drohen so der allgemeinen Aufmerksamkeit verloren zu gehen.

Mehr und mehr wird zwar die Notwendigkeit erkannt, schwerst kranke Kinder und Jugendliche intensiv zu begleiten. Mehr und mehr beginnt sie sich so in Kliniken und freien Initiativen zu etablieren. Doch ist dies bis heute nicht überall zur Selbstverständlichkeit geworden. Und je mehr dieser Bereich im Abseits der Aufmerksamkeit bleibt, desto verborgener bleiben die Chancen und Reichtümer, die in der Begleitung schwerst kranker Kinder aber auch ihrer Angehörigen liegen.

Todkranke Kinder und Jugendliche begleiten und sich von ihnen leiten lassen

Das Schicksal von todkranken Kindern und Jugendlichen bedarf einer besonderen Aufmerksamkeit und Begleitung. Die Schwere der Krankheit und damit die ständig oder zeitweise eintretende Lebensgefahr und Todesnähe setzen die Betroffenen extremen physischen und psychischen Belastungen aus. Ständig zwischen Freud und Leid zu leben, zwischen Leben und Tod hin- und hergerissen zu werden, so ein 12-jähriger Junge, von dem später zu lesen sein wird, mache ihn »noch wahnsinnig«. Herausgerissen aus dem vertrauten und gewohnten Alltag, gerät das psychische Gleichgewicht der betroffenen Kinder und Jugendlichen ins Wanken. Verbunden mit zum Teil unbeschreiblichen Schmerzen und körperlichen Veränderungen erlebt der junge Mensch einen je nach Entwicklung mehr oder weniger massiven Einbruch seiner Persönlichkeit und seiner zart gewachsenen Ich-Stärke.

Die Begleitung schwerst kranker Kinder und Jugendlicher führt nicht nur die betroffenen Eltern und Angehörigen an nie gekannte physische und psychische Grenzen. Sie bedeutet auch für Ärzte(-innen), Pflegekräfte und Mitarbeiter(-innen) des psychosozialen Dienstes eine immense Herausforderung. Wer hier über medizinische und pflegerische Hilfen hinaus dem betroffenen Kind auf seinem inneren Weg beistehen will, braucht ein besonderes Gespür dafür, den anderen in *seinem* Weg zu unterstützen, mit ihm seine Angst und seine Gefühle auszuhalten und ihm deutend und klärend zur Seite zu stehen. Nicht der Begleitende soll dabei den Ton angeben, der betroffene Mensch muss das Sagen haben.

Schwerst kranke Kinder senden im Grenzbereich ihrer lebensgefährlichen Erkrankung entscheidende Signale, die von den leidtragenden Eltern und Angehörigen oft überhört werden, die aber vielfach eine weitreichende Botschaft beinhalten. In einem wechselseitigen Begleitungsprozess kann der erwachsene Begleiter dem Kind dazu verhelfen, dessen Blick für das Transzendente ganz zu öffnen. Damit er dies allerdings tun kann, muss er sich selbst für die Signale und Botschaften der Kinder öffnen.

Diese Erfahrungen bestätigen die bekannten Thesen der amerikanischen Ärztin und Sterbeforscherin Elisabeth Kübler-Ross. Sie behauptet zum einen: Schwerst kranke Kinder zu begleiten, ist eine höchst spannungsreiche Wechselbeziehung. Wer hört und wahrnimmt, empfängt ein Signal, wird infrage gestellt oder erhält einen lebensentscheidenden Impuls. »Wir geben und empfangen zugleich. Wenn wir unsere Zeit, Aufmerksamkeit und Liebe denen schenken, die leiden, lehren sie uns dafür, woraus sie Kraft schöpfen.«[3]

Zum anderen betont sie: Todkranke Kinder können ihre Eltern und Begleiter an innerem Wissen und Weisheit bei weitem überflügeln, »mögen sie auch im körperlichen Wachstum und in der Entwicklung zurückgeblieben sein.« Sie fährt fort: »Würden die Erwachsenen die symbolische Sprache ihrer Kinder verstehen, ohne ihrer eigenen Qual und ihren Schuldgefühlen zu erlauben, in diese Kommunikation einzugreifen, so könnte diese ein einzigartiges Geschenk sein, deren Erinnerung lang nach dem Tod des Kindes bestehen bleibt.«[4]

Schwerst kranke Kinder stellen gerade in der Situation ihrer lebensgefährlichen Erkrankung eigenständige Persönlichkeiten dar, die als solche ernst genommen und gehört werden müssen. Sie benötigen zwar intensive seelische Unterstützung und Orientierung von Seiten der Erwachsenen, vermögen dies andererseits aber auch zurückzugeben, und das oft in einem völlig unerwarteten Maße.

Die Bereitschaft, sich von der Begegnung mit schwerst kranken Kindern beschenken zu lassen, hängt mit einem für die psychosoziale Arbeit konstitutiven Perspektivenwechsel zusammen. Der Begleiter bzw. die Begleiterin versucht sich dabei selbst und seine Umgebung mit den Augen von Kindern, sozusagen »von unten«, wahrzunehmen. Kinder bleiben in dieser Sichtweise nicht Objekte, leere Gefäße gewissermaßen, die einzig und allein von Erwachsenen mit Hilfe und Trost gefüllt werden können, sondern werden selbst zu Subjekten ihrer eigenen Entwicklung.

Dass Kinder solche Subjekte sind, ist durch neuere entwicklungspsychologische Einsichten ausreichend bestätigt: Kinder sind demnach nicht in erster Linie »Produkte« der Erziehung und ihrer Umwelt, sondern auch die Gestalter ihrer selbst. Bereits als Kind treibt der Mensch aktiv seine eigene Entwicklung voran und bestimmt auch die Entwicklung der Erwachsenen mit. Demzufolge sind gerade auch schwerst kranke Kinder nicht nur intensiv zu begleiten, sondern sie können selbst auch leiten, vorausgesetzt, sie werden ganz ernst genommen. Es gilt auch und vor allem im religiösen Sinne, sich ganz von Kindern leiten zu lassen und – wie *diese* Kinder zu werden.

Lebensspirale

Lebensspirale
bis in das Zentrum.

Ist es klar, wird alles gut.
Fehlt es, sind wir dem Zufall
Preisgegeben.

Alles wird fraglich.

Die Lebensspirale braucht die Mitte,
Klar, ungetrübt, glücklich.

Michael Först

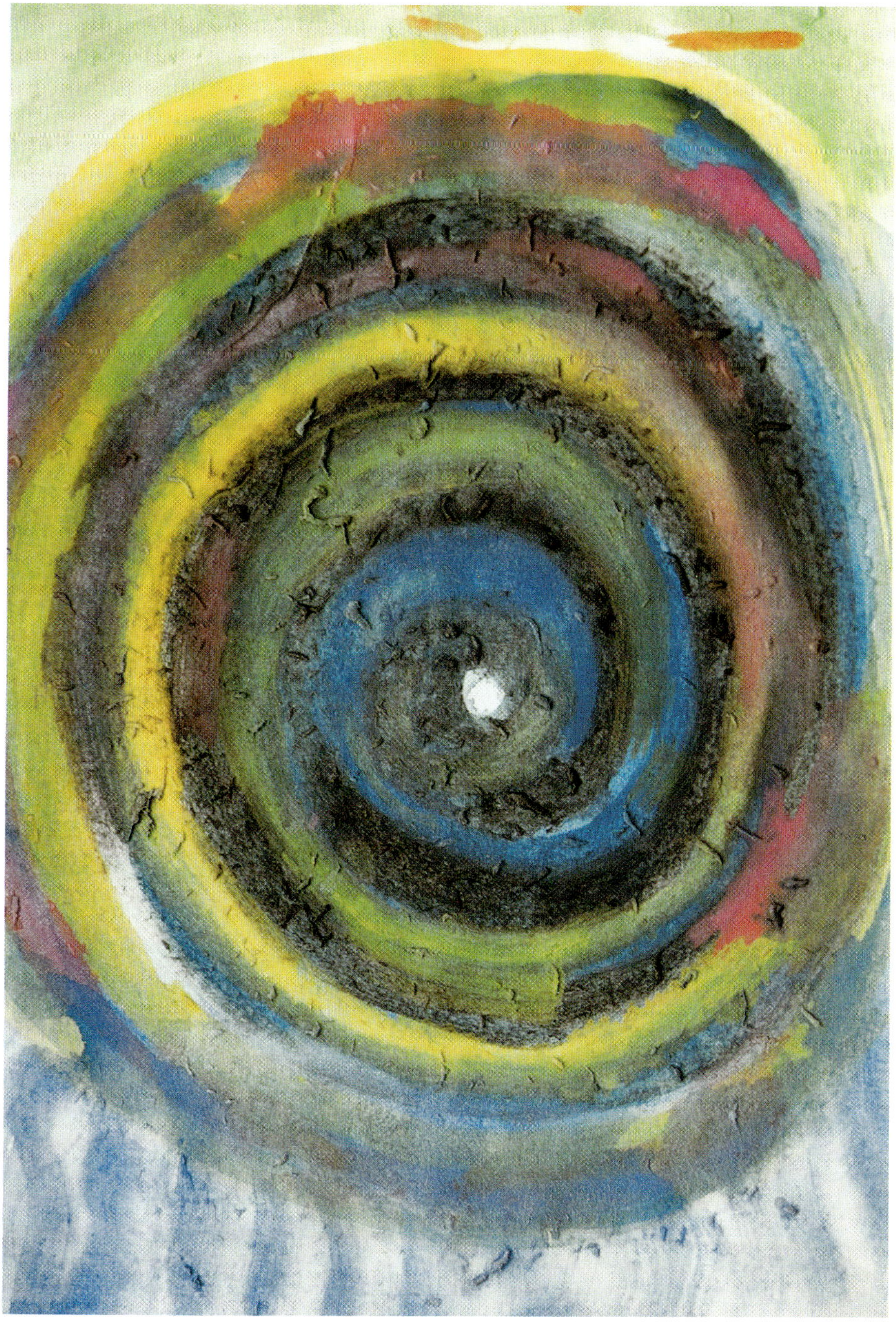

Wenn ihr nicht werdet wie die Kinder ...«

In allen Weltreligionen haben das Leiden von Menschen und die Solidarität mit den Betroffenen einen besonderen Stellenwert. In der Begegnung mit Leiden und Leidenden kommt Wesentliches im Leben zum Vorschein. Dies spielt insbesondere im Christentum eine zentrale Rolle. Das Zusammentreffen mit Menschen, die wegen ihrer Krankheit aus dem alltäglichen Umfeld herausfallen, öffnet in der jüdisch-christlichen Tradition den Blick für einen mit den Menschen solidarischen Gott.

Jesus Christus selbst hat in seinem konkreten Leben unzählig viele kranke und leidende Menschen in den Mittelpunkt gerückt. Er tat dies nicht nur, um Mitleid zu demonstrieren und andere zu solidarischem Handeln mit den Betroffenen aufzurufen, sondern vor allem auch, weil er von ihnen wesentliche Signale und Botschaften für die Lebens- und Glaubensdeutung erwartet hat. In vielen Geschichten des Neuen Testaments ist es nachzulesen: Jesus begegnet den Kranken nicht unter dem Blickwinkel ihres gesundheitlichen Defizits, das behandelt und geheilt werden soll, sondern nimmt sie aufgrund ihres Leidens als Subjekte ernst, weil sie von ihrer Lebens- und Glaubenshaltung her etwas Entscheidendes zu sagen haben.

Stellvertretend für die neue Sichtweise »von unten« stellt Jesus die »schwachen« Kinder in die Mitte. Damals (wie heute) galten und gelten sie als nicht »vollwertige« Menschen, weil sie noch nicht erwachsen und einsichtsfähig sind. Erwachsene aber, so Jesus, sollen sich an den Kindern orientieren. Im religiösen Sinne sollen sie sogar so werden wie sie, das heißt, so mit dem Leben, mit den Menschen und mit Gott umgehen, wie Kinder es tun. Denn, wie es im Matthäusevangelium heißt, »wenn ihr euch nicht (um-)wendet und werdet wie die Kinder, könnt ihr nicht ins Reich Gottes hineinkommen« (Matthäus 18,3). Gerade Kinder zeigen in seinen Augen ein religiöses Grundverhalten von weitreichender Bedeutung.

Heinrich Spaemann hat diese von Jesus propagierte und den Christen als Aufgabe übertragene »Orientierung am Kinde« so begründet: »Es interessiert uns nicht das Niedliche am Kind, sondern der anfangende Mensch in seiner Offenheit. Was wir am Kinde wahrnehmen, suchen wir in Weisungen der Schrift, im Wesen und Verhalten Jesu selbst und anderer Gestalten des Evangeliums wieder zu finden.«[5] Somit kann auch die Orientierung am schwer kranken Kind das eigene religiöse Leben anders (um-)wenden und ausrichten. »Dann aber kann die Orientierung am Kinde uns helfen, ... den anfangenden und vertrauend aufschauenden Menschen in uns selber wieder zu entdecken und die Bereitschaft zur Selbstüberschreitung auf jenes größere Du hin, das uns ins Dasein rief, im eigenen Herzen zu erneuern.«[6]

Das Wagnis spiritueller Begleitung

Insbesondere im Umgang mit menschlichen Grenz- und Ausnahmesituationen – wie ihn die Begleitung schwerst kranker Kinder darstellt – ist eine bestimmte *geistige und geistliche Grundhaltung (»Spiritualität«)* gefragt und gefordert. Dies gilt sowohl für Seelsorger(-innen), Therapeut(-innen) und Mitarbeiter(-innen) der psychosozialen Dienste, für Pflegekräfte und Ärzte, die in der Begleitung schwerst kranker Kinder eine wichtige Rolle spielen, als auch natürlich für Angehörige. Eine fachliche und professionelle Einstellung ist das eine. Das andere ist das persönliche Gesicht des Helfenden und eine glaubwürdige Grundhaltung des Begleiters, die in einem bestimmten Menschen- und Weltbild begründet ist und über das rein Fachliche hinauszuweisen vermag.

Ein Blick auf das Engagement Michael Försts: Seine geistige und geistliche Lebenshaltung ist, wie der Text und das Farbbild auf S. 24 f. belegen, davon bestimmt, den eigenen Blick und den der anderen auf ein bergendes Lebenszentrum zu richten. Seine Ahnung von, und damit verbunden sein Spürsinn für einen persönlichen Gott, von dem er sich selbst gehalten und geleitet fühlte, bewegte ihn, auch die ihm anvertrauten Kinder, Jugendlichen und deren Angehörigen spirituell zu begleiten und zu öffnen. Es wird sich in den folgenden Kapiteln zeigen, dass solches Hinhören auf die Signale und Botschaften Schwerstkranker ganz eng mit dem Hinhören auf den in diesen Begegnungen geheimnisvoll verborgenen Gott verbunden ist.

Wer die grausame Welt lebensgefährlicher und todbringender Krankheiten kennt oder kennen gelernt hat, wird einer tröstenden Spiritualität gegenüber möglicherweise skeptisch eingestellt sein. Besteht doch die Gefahr, allzu schnell zu vertrösten statt diesen Krankheiten den unerbittlichen Kampf anzusagen. Elisabeth Kübler-Ross hat diesen Verdacht bereits vor mehr als zehn Jahren so ausgedrückt: »Man hat mich kritisiert, weil ich mich ›auf spirituelle Dinge eingelassen‹ habe.« Doch dann entgegnet sie: »Manchmal halte ich das beinahe für ein Kompliment, da es offensichtlich ein Zeichen dafür ist, dass wir auf einem Gebiet arbeiten, das von so vielen Ängsten besetzt ist, dass die Menschen sich nur durch einen Angriff verteidigen können.

Aber es ist unmöglich, die Tausenden von Geschichten zu ignorieren, die sterbende Patienten – Kinder sowie Erwachsene – mir anvertraut haben ... Daher habe ich alles weitergegeben, was ich in den vergangenen zwei Jahrzehnten von meinen Patienten gelernt habe, und will das auch weiterhin tun.«[7]

Das Wagnis spiritueller Begleitung entspringt also einem drängenden Bedürfnis der Kranken und ihrer Angehörigen nach Spiritualität. Tilo, der zwischen Tod und Leben »noch ganz wahnsinnig« zu werden drohte, hat es treffend auf den Punkt gebracht: »Ich suche und brauche einen Punkt, zu dem ich aufschauen kann, der mich zusammenhält« (vgl. II, 5). Gerade die Grenzsituation der lebensbedrohlichen Erkrankung lässt die betroffenen Menschen suchen und intensiv fragen, öffnet ihren Blick »nach oben« und nimmt ihre Begleiter in einen weitreichenden Lernprozess mit hinein. Sie können etwas von den betroffenen Menschen empfangen, ja sich gerade von den Menschen beschenken lassen, die, an der Grenze des Lebens stehend, oft sensibel geworden sind und mehr von allem begriffen haben als die Begleiter. Dazu bedarf es vorrangig nicht der vielen Worte, schon gar nicht irgendwelcher fester Antworten und Inhalte. Wer nämlich aufmerksam zuhört, lernt von der Spiritualität der Kinder und Jugendlichen. Sie selbst geben den entscheidenden Fingerzeig zur eigenen Spiritualität.

Teil II

Siehe, Gedanken und Träume spinnen über uns
ein Kreuz und Quer, ein Tarnungsnetz,
und die Spähflugzeuge und Gott
werden niemals wissen,
was wir wirklich wollen
und wohin unser Weg.

Nur der Laut, der aufsteigt am Ende der Frage,
steigt weiter über die Dinge hinaus und bleibt oben,
auch wenn ihn Granaten auslösten,
wie eine zerrissene Fahne,
wie eine gespaltene Wolke.

Siehe, auch wir gehen
den Weg der Blumen, umgekehrt:
Anfangen mit einem Kelch, der der Sonne zujubelt,
hinabsteigen mit einem ernster werdenden Stengel,
die geschlossene Erde erreichen und dort ein wenig warten,
und abschließen als Wurzel, im Dunkeln, im Schoß.

Jehuda Amichai [8]

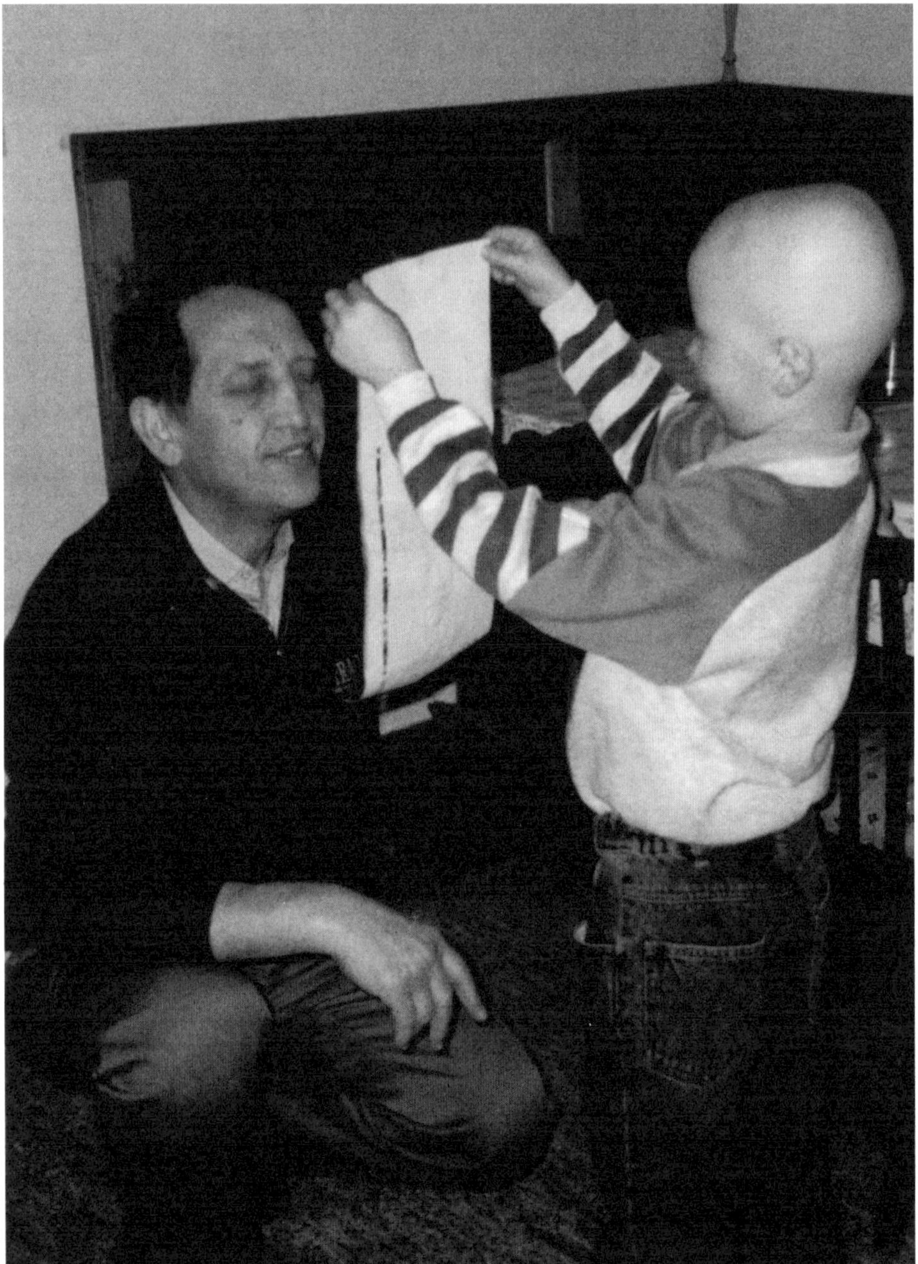

1.

»Mach deine Augen auf und schau!«

■ Markus (im Bild rechts), ein fröhlicher Junge von einem Bauernhof, erkrankte bereits in den ersten Lebensjahren an Leukämie. Lange Behandlungszeiten folgten, die er in der Münchener Kinderklinik verbrachte. Auf diesem Wege kam er auch mit Michael Först (links) in Kontakt.
Markus überraschte während der Jahre seiner Erkrankung nicht nur durch seine zunehmende innere Reife und Weitsicht, die weit über sein kalendarisches Alter hinausgingen. In seinem eigenen Leid hat er auch viel Kraft an andere weitergegeben. Im Jahre 1996 starb er im Alter von acht Jahren im Kreis seiner Familie. ■

Ein Geheimnis wird gelüftet

Eines Tages kündigt Markus etwas Besonderes an: »Also hört mal alle her – ich bau' jetzt eine Burg und keiner darf hineinschauen. Heute habe ich etwas Besonderes vor!« Er ist mit seiner Mutter bei Michael Först zu Besuch. Seine Ankündigung verspricht viel. Alle sind gespannt.

Zielstrebig werden die Sofa- und Stuhlkissen und Stühle zu einer Burg zusammengebaut. Die Burg wächst und wächst. Niemand soll ins Innere hineinschauen können. Als alles fertig ist, verlangt er nach Papier und Malstiften. »Ich möchte ein Bild malen!«

Markus hat gerade eine schwierige Behandlungszeit hinter sich. Die Haare sind ihm alle ausgegangen. Niemand weiß so recht, was in dem kleinen Kerl vor sich geht. Jetzt will er ganz alleine sein. Wohl überlegt und behutsam wählt er sich die Farben aus und zieht sich in seine Burg zurück. »Also, keiner darf reinschauen, bis ich fertig bin! Ich pass auf!«, versichert er. Michael Först erinnert sich genau:

Seit vielen Monaten kennen wir uns. Im Krankenzimmer liegt ein stumm gewordener Bub. Er redet überhaupt kein Wort. Mit niemandem. Herausgerissen aus seiner Bergwelt hat er seinen Blick nach innen gekehrt.

Alles ist verschwunden. In eine neue Welt ist er gefallen. Ungewollt und ungefragt. Die Eltern, die große Familie, niemand und nichts kann ihm einen Ton, ein Wort oder gar einen Gedanken entlocken. Alles lässt er über sich ergehen.

Wie ein Blitz geht es mir durch den Kopf: »Versteh die Sprache des Buben. Sag kein Wort. Jede Silbe kann alles dicht machen!« Dem Gespräch zwischen Mutter und mir lauscht er gut, obwohl er nach außen vollkommen abgeschaltet hat. Er ist ja nicht anwesend; er bekommt ja nichts mit! Und wie er alles hört …

Die Mama erzählt von zu Hause. Eine gute, wohltuende Stimmung breitet sich im Krankenzimmer aus. Aus den Erzählungen und Schilderungen strömt so viel Gutes. Die duftenden Wiesen, der neueste Traktor, die riesigen Heuhaufen, die glücklichen Kühe, alles, die ganze Landschaft, der gro-

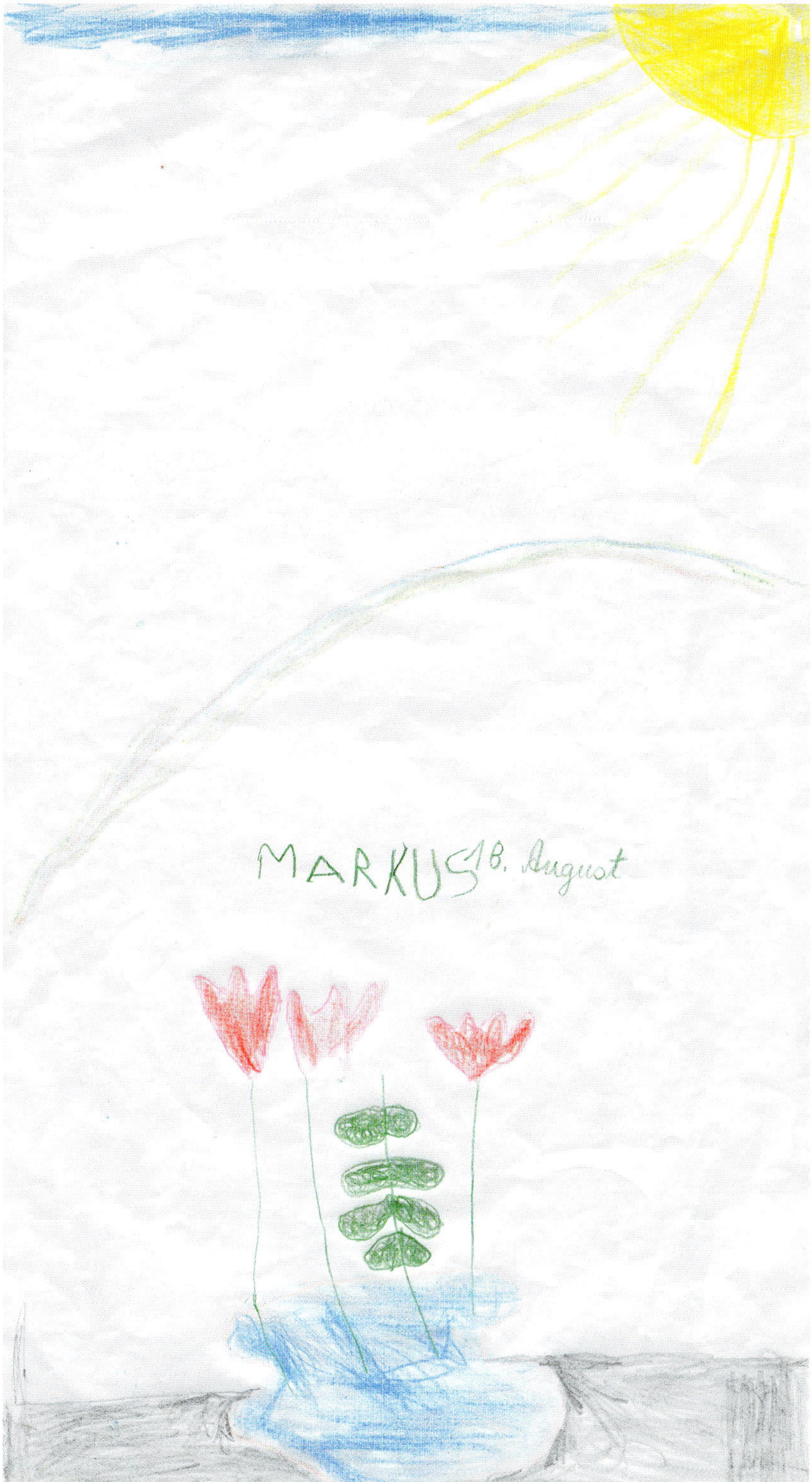
MARKUS
18. August

ße Bauernhof, Oma, Opa, der kleine Bruder, die große Schwester in der Schule, Papa auf der Arbeit, die Nachbarn, die eigenwillige Katze und der verspielte Wauwau, alles hat Platz im Zimmer.

Plötzlich wird der stille Markus lebendig. Er dreht sich zu uns, fängt zu strahlen an: »Ja, so ist's wirklich, jetzt weißt du, wo ich wohne und daheim bin!« Die Fessel der Zunge hat sich gelöst. Das Reich des Schweigens ist wieder kindlich offen. Unglaublich für die Station. Markus redet.

Eines Tages meint die Mutter, ob ich wüsste, wie es um Markus steht. Ich antworte vorsichtig: »Er wird seinen Weg gehen. Wie er aussieht, weiß niemand. Unsere Hilfe besteht darin, ihn stark zu machen und zu zeigen, dass er seinen Weg gehen darf, dass wir ihn zulassen!«

Fragende Augen der Mutter füllen sich mit Tränen. Wie wird alles weitergehen? Angst und Sorge, Ohnmacht und Zweifel schütteln und erschüttern den Körper, den ganzen Menschen.

Erschreckende Gewissheit über das Lebensende

Markus sitzt ganz still in seiner Burg. Dort ist sein Platz, den er sich selbst geschaffen und gebaut hat. Wie oft war er schon hier gesessen, hat seinen Bauernhof und seinen großen grünen Traktor mit den großen Rädern gemalt. Schritt für Schritt hat er sich seinem großen Freund Michael geöffnet. Jetzt ist das Vertrauen grenzenlos.

Plötzlich springt er auf und ruft: »Mein Bild ist fertig!«

Zielstrebig und entschlossen läuft er auf Michael zu. Stolz nimmt er ihn bei der Hand und fügt hinzu: »Also, du bleibst jetzt hier stehen und ich hole das Bild.« Und er fügt hinzu: »Mama, du bleibst auch da!«

»Markus, darf ich mich so hinknien, damit ich auch dein Bild richtig sehen kann?«, fragt Michael. Markus nickt und streckt beide Hände in die Höhe. Mit einem Stups stößt er die Burg ganz auf und kommt ganz feierlich mit dem Bild, wie wenn er eine Ehrenurkunde zeigen wollte. »Du darfst noch nicht schauen. Erst wenn ich dir das sage!«, ruft er beschwörend.

Michael Först erinnert sich genau an diesen Augenblick (vgl. das Foto auf S. 30). Markus strahlt über das ganze Gesicht. Die Haare auf seinem Kopf fehlen ihm alle. Dann kniet sich Michael nieder und schließt die Augen, nach einigen Sekunden hört er von seinem Gegenüber: »So, jetzt! MACH DEINE AUGEN AUF UND SCHAU!«

Blumen, Blumen hat Markus gemalt. Das allererste Mal Blumen. Seine Mutter kann es gar nicht fassen.

»Du, Markus, wie kommst du auf Blumen?«, fragt sie verwundert.

»Mama, das ist ein Blumenstrauß!«, sagt er, ohne auf die Frage zu hören.

Dann bietet er mir ganz feierlich und elegant mit den Fingerspitzen der rechten und linken Hand das Bild an.

»Da, für dich habe ich das Bild gemalt! Weißt du, was das ist?«, sagt er zu mir.

»Ein schöner Blumenstrauß«, ist meine freudige Antwort.

»Ja, ich erklär dir das!«, antwortet Markus.

Wir legen das Kunstwerk auf die Erde. »Also«, erklärt Markus, »diese Blume ist meine Schwester Monika. Die da in der Mitte bin ich. Und die da rechts ist mein Hund Maxi. Und das ist eine blaue Blumenvase. Und weißt du, zu meiner Blume gehört eine grüne Blume. Und so alt bin ich. Ja? Mama?« Fragend wendet er sich an seine Mutter.

Ich zähle die Blätter der grünen Blume: »Sieben Jahre bist du, ja!« Wir zählen die genaue Zahl nochmals: Eins, zwei, drei, vier, fünf, sechs, sieben!

»Weißt du, und die Blumenvase steht auf einem Grab!«, fügt Markus plötzlich hinzu.

Kreidebleich sind wir alle drei. Die Mutter geht zwei Schritte zurück. Gut, dass sie sich anlehnen kann!

»Du, Markus«, meine ich, »die Blumenvase ist genauso schön hellblau wie der Himmel, den du gemalt hast!«

»Hast Recht, das stimmt! Und schau, das da ist ein Regenbogen!«, ergänzt Markus.

»O ja, genau zwischen Himmel und Erde, genau in der Mitte!«, antworte ich.

»So, das hab ich für dich gemalt, das schenke ich dir!«, sagt Markus.

»Ich lege dein Bild in die kleine Kapelle in meiner Wohnung. Du bist doch hier auch immer gerne!«, antworte ich.

»Hmm, stimmt, ja, Mama auch!«

Dann drängt Markus seine Mutter, seinen Geburtstag in dieses Bild zu schreiben.

Wie ein Vermächtnis

»Meine Blume steht auf einem Grab!« Mit einem einzigen Satz und in einem unscheinbaren Bild (vgl. Farbtafel auf S. 32 a) teilte der lange Zeit verschlossene Markus sein Innerstes – sein geheimes Wissen – mit. Er wusste um *seinen* Weg und wollte ihn denen, die ihm ganz nahe standen, auf seine Art und Weise verständlich machen. Sie sollten so seinen Weg mit ihm gehen können. Das war sein leises Abschiedssignal, das andere Sensoren wachrufen sollte.

Markus blieb bis zuletzt dem Leben zugewandt. Er nahm am Unterricht und Schulleben teil, oft trotz Fieber und Schmerzen. »An seinem letzten Schultag hat er uns so verlassen, wie wir ihn gekannt haben«, erinnert sich seine Lehrerin, »mit Anteilnahme an allem um ihn herum und Freude am Leben«. Feinfühlig und liebevoll sorgte er sich auch um seine Familie und sprach den anderen Mut und Kraft zu. Und doch hatte mit der Offenbarung seines Geheimnisses eine neue Zeit begonnen, eine Zeit des Abschieds.

Immer wieder hörte er in seiner letzten Zeit Lieder und Geschichten auf seiner Lieblings-CD. Darauf findet sich folgender bezeichnender Kindervers:

Sonne, Sonne komm hervor/ Aus des Himmels goldenem Tor/ strahle mich so lange an/ bis ich mit dir strahlen kann.

Am Tag seiner Beerdigung erstrahlte dann in der Tat der Himmel in einem nie gekannten Blau. Es erinnerte an jenes Blau, das er auch in sein Bild gezeichnet hatte, als Farbe des Grabes, der Vase *und* des Himmels.

Der Abschied viel später bleibt mir wie ein Vermächtnis. Die Blumen auf dem Grab, sein grünes Blatt, der leuchtend blaue Himmel ... Immer wieder betrachte ich sein Bild und zähle die grünen Blättchen. Sie sind nicht sieben, sondern acht! – Markus selber spürte seine Lebenszeit.

Kinder wissen mehr, als man glaubt

Markus spürt seine Zeit und geht bewusst seinen Weg. Seine kindliche Lebensgewissheit erschreckt und erstaunt. Zugleich ist sie ein eindringlicher Beleg dafür, dass viele schwerst kranke Menschen um die Schwere ihrer Krankheit intuitiv wissen. Besonders Kinder senden ihre Signale und Botschaften auf Umwegen, teilen, wie Markus, ihre Wahrheiten über eigene Zeichnungen oder eine symbolische Sprache mit.

Elisabeth Kübler-Ross hat in ihren Studien deutlich gemacht, dass es sich »dabei oft um ein vorbewusstes, nicht um ein bewusstes, verstandesmäßiges Wissen« handle, das von einem »inneren, spirituellen, intuitiven Quadranten« herkomme und das Kind allmählich darauf vorbereite, »dem bevorstehenden Übergang ins Auge zu sehen, auch wenn die Erwachsenen diese Realität leugnen oder ihr aus dem Weg gehen«[9]. Der spirituelle, intuitive Quadrant ist, ihrer Meinung nach, derjenige Teil im Menschen, in dem alles Wissen lokalisiert ist. Gerade in der lebensgefährlichen Situation einer schweren Erkrankung könne sich dieser sehr rasch ausbilden. Rein äußerlich gesehen bleiben es kleine Kinder, »doch ihr spiritueller Quadrant ist so weit geöffnet, dass sie sprechen wie ganz alte, weise Menschen«[10].

Die Begegnung mit Markus zeigt: Wer sich für diese kindlichen Signale und Botschaften zu öffnen wagt, wird von diesen Kindern in ihre Wahrheit eingeführt – wissen sie doch mehr als man glaubt. Sicherlich: Es ist eine andere Sprache, nicht die Sprache der Erwachsenen. Es ist die Sprache von Kindern, und sie erzählt indirekt von einer vor allem für Erwachsene eher unsichtbaren Welt. Sehen und Hören entscheidet. Und: Je mehr sie um sich wissen, umso tiefer ist das Bedürfnis, sich mit dem inneren Wissen mitteilen zu können und dabei *ganz* ernst genommen zu werden.

Erwachsenen fällt es in der Regel schwer, diese kindlichen Signale und Botschaften ernst zu nehmen und das Leben von ihnen her zu betrachten. Weil die Kinder das mit dem Tod ja so und so noch nicht begreifen würden, sagt man oft, müssten die Erwachsenen sie auch vor dem Tod schützen und könnten ihnen nicht die Wahrheit sagen. Dabei zeigen gerade diese kleinen Menschen in ihrer lebensgefährlichen Erkrankung, dass sie oft viel reifer sind, als sie von Erwachsenen eingeschätzt werden. Sie vermögen nicht nur die bedrohliche Wahrheit zu ertragen, sondern zeigen auch, wie man damit umgehen, wie man sie ins Leben einbeziehen kann. Erwachsene können von ihnen sowohl den Umgang mit Krankheit, als auch den Umgang mit sich selbst lernen.

Sicherlich: Die Geschichte von Markus bewegt und berührt nicht nur. Sie erschreckt auch zutiefst. Denn sie bricht mit einem immer noch weit verbreiteten Tabu, dem Verschweigen von schwerer Krankheit und Tod. Jeder, der sich dieser Geschichte annähert, ist zu einer persönlichen Auseinandersetzung gezwungen. Ausweichen ist nicht möglich. Und trotzdem: Wer standhält, hinschaut und hinhört, lernt Entscheidendes über das Leben. Entscheidendes Maß des Lebens ist, »nicht die Zeit, die es gewährt hat, sondern seine Intensität. Und dieses Wissen gibt manchen Eltern dann die Kraft, auch an ihr eigenes Leben neue Maßstäbe anzulegen, die nicht nach Quantität, sondern nach Qualität fragen. Sie können dann vielleicht eines Tages – nach vielen, vielen Jahren intensiver Trauer – wahrnehmen, dass der Tod dieses Kindes mehr war als ein Verlust: Vielleicht eine erschreckende Herausforderung, die zugleich Anstoß zu eigenem Wachstum ist, die ... vor dem einzigen wirklich bedrohlichen Tod, den wir fürchten müssen, schützt: Der Erstarrung und Unbeweglichkeit während unserer irdischen Existenz.«[11]

2.
»Ich bin die Botschaft!«

■ Der andere Markus aus der Gegend um den Bodensee war ein eigenwilliger und außergewöhnlich selbstbewusster Junge. Trotz seines schweren Leidens blieb er meistens froh und glücklich, wie seine Großmutter erzählt.
Als Markus etwa ein Jahr alt war, entdeckte seine Mutter ein Geschwulst an seiner linken Halsseite. Der untersuchende Arzt geriet in helle Aufregung, ein Tumor wurde diagnostiziert.
Ein halbes Jahr später wurde Markus in der von Michael Först seelsorgerlich betreuten Münchener Kinderklinik das zweite Mal operiert, es folgten in den nächsten Jahren zahllose weitere, oft mehrstündige Operationen, verbunden mit Chemotherapien. Alle Behandlungen konnten aber den Tumor nicht zurückdrängen. Markus starb im Jahre 1992, kurz vor seinem fünften Geburtstag. ■

Viel mehr als kluge Sprüche

Als Markus etwa dreieinhalb Jahre alt ist, fragt er seine Mutter, warum der Himmel so stark sei. »Ich glaube, ich habe damals keine rechte Antwort gegeben, weil ich es nicht wusste«, erinnert sich die Mutter. »Heute glaube ich, dass er mich das gar nicht *fragen*, sondern dass er es mir nur mitteilen wollte.«

Immer wieder meldet sich Markus in der Folgezeit mit verwunderlichen Sprüchen zu Wort. Er habe eine Sendung hier auf Erden, das ist das Erste, was er sagt. Als die Mutter am nächsten Tag nachfragt, weiß er nichts mehr davon. Die Worte sind anscheinend spontan aus seinem Mund gekommen, anschließend spielt Markus wieder, so, als ob er nichts gesagt hätte. Ein anderes Mal sagt er zu ihr: »Du wirst noch weinen über meinen Lebenslauf in diesem Sein; aber dann werde ich König sein!«

Immer wieder versucht er seine Mutter zu trösten, spricht ihr Mut zu – obwohl er selbst so schwer leidet. »Markus wusste, dass er nicht lange hier sein wird«, erinnert sie sich rückblickend. »Als es ihm recht gut ging, hat er ganz oft gefragt, wann er denn jetzt endlich sterben dürfe. Seine Oma hat ihm dann einmal geantwortet. ›Dummer Junge, wenn du ein alter, weiser Mann bist – mit Krückstock!‹ Markus hat nicht gelacht, hat sie nur ganz ernst angeschaut.«

Markus ist ein kleiner Philosoph, der über wesentliche Einsichten verfügt und diese unbedingt anderen mitteilen will. Als sein Arm durch den Tumor gelähmt ist und er selbst schon starke Schmerzen hat, meint die Mutter einmal, man wolle dem lieben Gott für jeden Tag ohne Schmerzen danken. Darauf antwortet Markus: »Nein Mama, das ist falsch; wir müssen dem lieben Gott danken für *seine* Schmerzen.«

Die Art, wie er seine schwere Krankheit trug, war durch und durch vorbildlich.

Da sitzt er, wird ruhig, ist ganz in sich gekehrt. Sein Kopf, ganz kahl, nimmt eine Haltung an, die eines würdigen und ehrfürchtigen Philosophen. Was geht wohl in der Seele eines vierjährigen Kindes vor? Lange bin ich faszi-

niert. Diese Reife, diese Überlegenheit, dieses Gleichgewicht in der schrecklich ungleichen Zeit der Krankheit. Ganz klar und weit blickend lässt er behutsam seine Augen wandern und gibt dem Wohnzimmer ein glückliches, strahlendes Gewand. Der Raum fullt sich mit Kräften und Schwingungen.

»Ich bin die Sendung«

Über vier Wochen lang wohnt Markus mit seiner Mutter in Michael Försts Elternwohnung (vgl. III, 2). Sie wird sein neuer Lebensbereich. Nach Stunden der Fahrt von seiner Heimat in die Millionenstadt findet er hier ein zweites Zuhause. Jeder Winkel ist ihm vertraut. Eine kleine Kapelle mitten im Wohnbereich der Elternwohnung, zugleich die Gebetsstätte von Michael Först, wird auch der Ort, an dem er alleine spielt, redet, sich freut und wohin er sich zurückzieht. Vielen, die kommen, zeigt er diesen Weg. Seine Freude, sein Glücklichsein behält er nicht für sich. Das teilt er offenherzig mit, ohne lange zu überlegen.

Schon ganz früh hat sich diese Grundehrlichkeit geäußert. Als er seine Mutter einmal schrecklich nervte und die ihn fragte: »Sag mal, warum bist du jetzt, wo du doch so brav sein kannst, so böse?«, kommt es direkt: »Ich bin, wie ich geschaffen bin. Also muss ich böse sein – so hat Gott mich erschaffen!!!«

Bei mir rattert der Studienspeicher, die Erinnerung an das Philosophiestudium. Ich denke nach: »Da heißt es einmal: Alles Sein ist gut! Alles, auch das Böse. Das muss ich meinem Kleinen, ganz großen Philosophen sagen.«

»Du, Markus, eigentlich hast du Recht!«, bemerke ich nach einer gewissen Zeit. Dabei merke ich, wie sich Mama und Opa erwartungsvoll an-

schauen: »Weißt du, hier hast du ein wunderbares Bild gemalt. Und siehst du, das ist ganz schön und gut!«

»Ja und …«, kommt seine Zustimmung.

»Und wo etwas so Schönes und Gutes ist, da hat das Böse keinen Platz!« »O ja, da hast du Recht. Mama und Opa habt ihr das gehört? Na, gut so.« Markus schmunzelt und lacht dann aus vollem Hals.

Gebannt lauschen die anderen oft seinen Gedanken. Je mehr sich der bösartige Tumor entfaltet und entwickelt, desto mehr nimmt Markus die Bedrohung in sich wahr. Seine Aussagen sind wie Signale, die er auf seinem Lebensweg setzt. Manchmal ist aus ihm ein lieber Mensch mit der Weisheit eines langen und reichen Lebens geworden. Manchmal spürt und hört man sein Ringen um Leben und Tod.

Wieder einmal führt er mich in seine Geheimnisse ein: »Weißt du, was ein Engel ist?«

»Das finde ich gut, wenn du mir erklärst, was ein Engel ist!«, gebe ich die Frage zurück.

»Also gut. Wenn ich da allein bin, bin ich nicht allein. Nie, nie, niemals. Wenn ich ganz allein bin, dann ist immer mein Engel bei mir! – Mama, jetzt weiß der Pater Michael, was ein Engel ist. Ich hab es ihm gezeigt!«, sagt er stolz.

»Du Markus, jetzt kommt mir eine Idee. Hier in der Wohnung bei mir waren schon viele Menschen, schon viele Kinder, mit denen du ja auch gespielt hast!«, füge ich hinzu.

»Ja, das waren alles Engel, und weißt du, das bleiben Engel, gute!«, erwidert er prompt.

Später hat er wieder seinen großen Auftritt. Er strotzt vor Selbstbewusstsein, seine Botschaft darf nicht verborgen bleiben. »Weißt du«, flüstert er Michael Först zu, »ich habe eine Sendung!«. »Ja, wann denn?«, gibt dieser scherzhaft zur Antwort. Markus lacht aus vollem Halse, wirft seinen fast unbeweglichen Arm, der von der Krankheit fast unbeweglich geworden ist, im Kreis herum: »Du, weißt, ICH BIN DIE BOTSCHAFT! Ich bin die Sendung!«

Ich-Stärke im Leiden

Die selbstbewusste Botschaft des kleinen Markus lautet: Ich bin, der ich bin, und ich bleibe es, auch im Leiden. Auch mit diesem Leben ist ein tieferer Sinn verbunden: Hör genau zu! Sieh genau hin! Immer wieder kommt er darauf zurück, eher blitzlichtartig und kindlich-unsystematisch. Seine Worte vermögen Menschen, deren Leben von einer schweren und womöglich lebensgefährlichen Krankheit bedroht wird, einen wichtigen Hinweis zu geben: Sei, der du *jetzt* bist! Erkenne die Botschaft deines Lebens – auch in schwierigen und dunklen Zeiten!

Der Blick auf schlimmes und möglicherweise unbesiegbares Leiden anderer Menschen vermag sich dadurch zu ändern. Nicht dass damit etwas von dessen Grausamkeit und Rätselhaftigkeit genommen ist. Nicht dass dadurch der entschiedene Wille, gegen dieses Leiden anzukämpfen, untergraben wird. Vielmehr kommt nun eine rettende Perspektive hinzu: Es gibt auch noch einen anderen Beurteilungsmaßstab des Leidens als den der Klage, Verzweiflung oder Auflehnung. Durchlittenes Leiden wird zum Weg der Ichwerdung und einer überraschend gewonnenen Ich-Stärke.

Diese Ich-Stärke schwerst kranker Menschen hinterlässt einen bleibenden, tiefen Eindruck, wie Angehörige und Begleiter(-innen) erzählen. Bei allem Schweren, das mit der Erkrankung des anderen verbunden ist, geht von dieser Ich-Stärke große Anziehungskraft aus. Henri Nouwen meint, auf dem Hintergrund seiner Erfahrungen in der Begleitung Schwerkranker und Sterbender, dass die zentrale Frage, die einem diese Kranken durch ihre außergewöhnliche Präsenz und ihre eindringlichen Gedanken stellen, sei: »Wie kann ich so leben, dass ich auch dann, wenn ich nicht mehr hier unter meinen Verwandten und Freunden bin, weiterhin fruchtbar sein kann?«[12]

Es seien gerade die Schwerstkranken, die die Aufmerksamkeit der Angehörigen und Begleiter vom *Tun* auf das *Sein* verlegten: »Merkwürdigerweise ist es in unserem Leben so, dass wir uns vor allem den Kopf darüber zerbrechen, was wir tun oder noch tun können, während man sich an uns wahrscheinlich vor allem unter dem Gesichtspunkt erinnern wird, wer wir und wie wir gewesen sind.«[13] Wieder kommt hier jene innere Einsicht der Kranken zum Vorschein: Die Qualität des Lebens ist letztendlich entscheidender als die Quantität.

Auch den Begleiter(-innen) todkranker Menschen ist diese als wichtige Verhaltens-Botschaft übertragen. In einer Begegnung von solch besonderer Art zählt viel mehr das, was einer ist, als das, was er sagt. Oder anders formuliert: Es kann nichts Gesagtes ankommen, wenn es nicht durch die Person beglaubigt wäre. Das Gesagte kann nichts auswendig Gelerntes oder Zitiertes sein. Die Begleiterinnen und Begleiter sind selbst die Botschaft und die Sendung – ganz im Sinne des kleinen Markus.

Das außergewöhnliche Selbstbewusstsein des kleinen Markus verbindet sich zudem mit einer ungewöhnlichen Art Gelassenheit, die bei ihm religiöse Wurzeln besitzt. Er kann sich als den annehmen, der er ist, weil er sich von anderswoher bejaht fühlt. Als der Vierjährige wieder einmal in einer Klinik zur Nachsorge liegt, spricht er folgendes Gebet – wenige Monate vor seinem Tod. Seine Mutter hat es danach aufgeschrieben:

Herrgott,
Du kennst uns,
und du magst uns,
auch in der Krankheit
auch in den Schmerzen.
Und wenn ich weine,
Du darfst es auch sehen,
Du darfst es auch hören,
Du bist doch bei mir.

3.

»Jeder hat so einen goldenen Schutzschild«

■ Isabelle, ein fröhliches und heiteres Mädchen aus der Nähe von Bonn, starb im Jahre 1988 im Kreis ihrer Familie an den Folgen einer Leukämieerkrankung. Sie wurde sechs Jahre alt. Die Begegnungen mit Michael Först fanden wenige Wochen vor ihrem Tod statt.
Isabelle war auf eine natürliche Weise im Glauben verwurzelt und wusste ihre Erfahrungen dort festzumachen. Trotz ihres erkennbaren Wissens um den Tod malte sie sehr lebensfrohe Bilder, die von Freude und Sorglosigkeit erzählten. Wie Markus wusste auch sie sich angesichts des nahenden Todes von unsichtbarer Kraft geschützt. ■

Tiefgründige Gedanken in Kindersprache

Das erste Gespräch mit einem kranken Menschen ist oft das entscheidende. Gerade Schwerkranke sind äußerst sensibel und verletzbar. Sie teilen sich direkt und ohne Umwege mit, ihr Blick ist offen und dankbar. Alle diplomatischen Verlegenheitssprüche verhindern das notwendige Vertrauen in den Besucher. Ist das Verhalten unecht, verschließt sich der Mensch. Wird Offenheit gespürt, springt der seelische Funke über. Es genügen kurze Besuche, um einander ganz nahe zu kommen. Das hat Michael Först immer und immer wieder hervorgehoben. Das beste Beispiel hierfür ist die Begegnung mit der kleinen Isabelle:

Isabelle sprudelt voller Lebensfreude, direkt, belebend, frisch und quietschlebendig. Sie erzählt und ich gehöre zu ihrem Lebensraum, so als ob sie mich schon lange kennt. Die Augen leuchten, durch und durch, von der Haarspitze bis in die große Zehe.

Bald erfahre ich viel von ihrer Heimatstadt: ihrem Zimmer, ihrem Haus, ihrer Familie. Sie lässt ihren Bruder vor mir lebendig werden, ihre Oma, ihren wohltuenden Bekanntenkreis.

»Ja, und was machst du?«, fragt sie mich dann direkt.

»Jetzt bin ich da bei dir, fühle mich ganz wohl, und du hast meine Ohren ganz groß werden lassen. So groß, dass sie gar nicht mehr im Zimmer Platz haben!«, antworte ich.

»Du Mama, der ist aber lustig, dem kann ich also alles erzählen«, antwortet Isabelle, lacht aus vollem Hals und fügt hinzu: »Aber das weiß ich ja schon von Mama und Papa. Und von vielen Kindern!«

Seelen haben sich berührt. Isabelle hat sich geöffnet. All ihre Türen hat sie aufgetan mit einem Blick. Sprüche nützen ihr nichts, das sagt sie auch sofort. Sie will ehrliche Worte, stimmige Aussagen.

Immer wieder überrascht sie in der Folgezeit durch kluge und tiefgründige Gedanken, sodass es dem Gegenüber oft vor Staunen den Atem nimmt. Klare und unverstellte Gedanken sprudeln nur so aus ihr heraus.

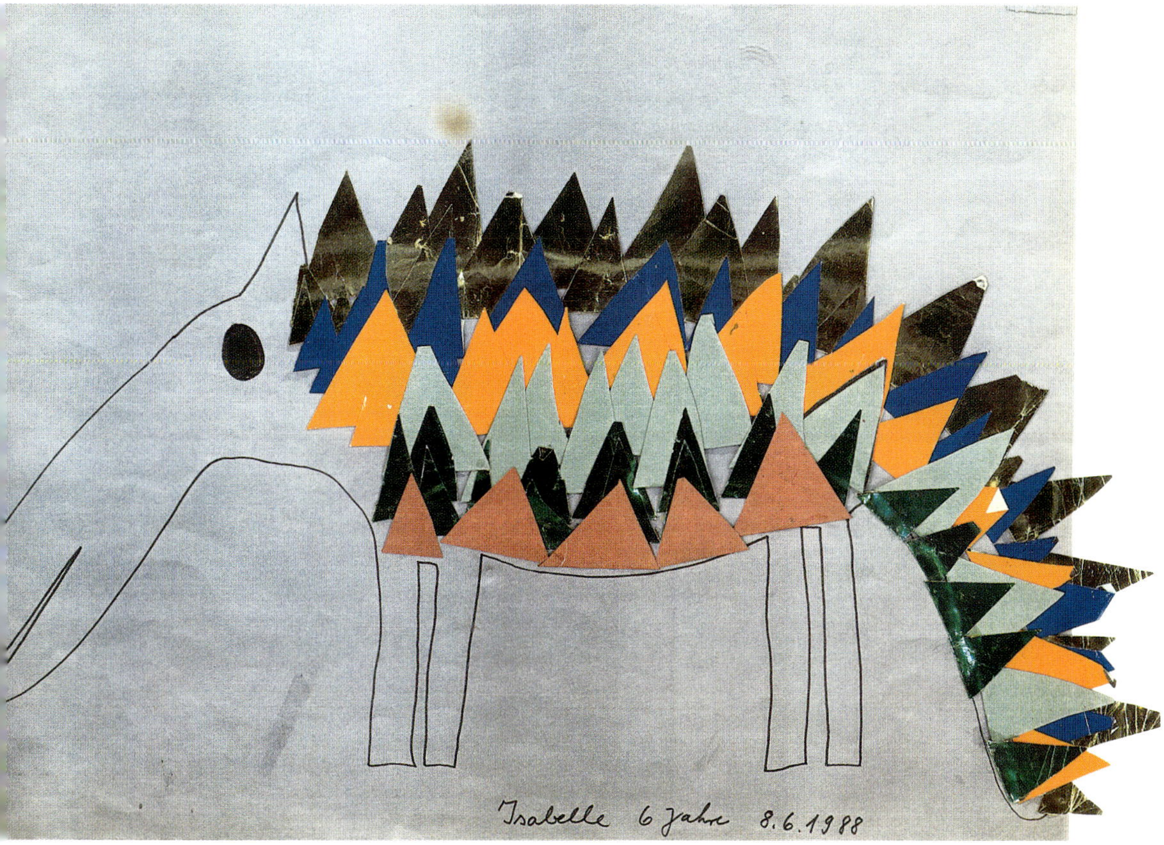
Isabelle 6 Jahre 8.6.1988

»Schau dir das an, das gehört jetzt dir!«

Eines Tages kündigt sie an, ein besonderes Bild malen zu wollen – und sie besteht darauf, dass es am Sonntag als Geschenk überreicht wird (vgl. die Farbtafel auf S. 48 a).

Der Sonntag ist ins Land gezogen. Isabell wartet schon. Sie hat das Bild zugedeckt. Wir begrüßen uns und sind frohgemut.

»Schau dir das an, das gehört jetzt dir!«, sagt sie stolz.

Auf vier kräftigen Säulenbeinen ruht ein großes Tier mit einem riesenlangen Rüssel, der sich weit vorne auf dem Boden abstützt. Viele bunte Schuppen, schön geordnet, bilden bunte Brücken auf dem Körper.

»Hm – toll«, rutscht es mir heraus.

»Weißt du, was das ist? Rate mal«, fragt sie.

»Ein Schuppentier, das die Erde abschnuppert, vielleicht sucht es Nahrung oder hat Durst! Es ist bunt und leuchtet«, antworte ich.

»Ganz schön gut«, ist die Benotung meiner Bildbetrachtung.

»Also, ich erkläre dir das. Aber nur einmal, dann hast du alles begriffen«, fügt sie hinzu. »Hoppla«, denke ich.

»Es ist ein Stacheltier und steht auf dem Boden«, beginnt Isabelle. »Der Körper hat alles erlebt. Die unteren braunen Stacheln sind wie die Erde. Du weißt schon, so wie auf dem Feld, so braun und kräftig. Die grünen Stacheln sind wie die Wiesen. Es gibt neben dem tiefen, grünen satten Stacheln aber auch viele blasse. Einmal so wie die natürlichen Biowiesen, dann so, wie sie der Mensch kaputt gemacht hat. Scheußlich! Dann kommen blaue, leuchtend blaue Wasserstacheln. Auch die machen frisch und lebendig. Die gelben Stacheln sind wie die Sonne, warm und strahlend. Dann hat das Stacheltier ganz oben goldene Stacheln. Das ist ein Schutzschild, damit nichts Böses in

das Stacheltier eindringen kann. JEDER HAT SO EINEN GOLDENEN SCHUTZSCHILD! Man muss ihn nur auch gut behandeln, heute am Sonntag!«

Ein geradliniger Blick nach oben

Lange schaut sich Michael Först das Meisterwerk an, wendet es in seinen Händen hin und her, ehe er das Gespräch beginnt:

»Du Isabelle, darf ich dich etwas fragen?«, beginne ich.

»Natürlich!«, kommt die Antwort

»Gehst du öfter in die Kirche?«, frage ich.

»Wir gehen in alle Kirchen und auch in die katholischen, die sehr schön sind. Papa und Mama erklären uns dann alles, die ganze Geschichte, meinem Bruder und mir!«, entgegnet mir Isabelle.

»Da gibt es doch viele Frauen und Männer auf Bildern und Statuen, und die haben alle so einen großen Schutzschild um den Kopf herum!«, bemerke ich.

»Ach so, du meinst die Heiligen mit dem Heiligenschein aus Gold oder Silber oder Kupfer!«, antwortet sie.

»Ja, daran hat mich jetzt dein Stacheltier erinnert. Und ich glaube, dass jeder Mensch so einen Schutzschild mitbekommen hat. Du, Mama, Papa, dein Bruder und auch ich und die Krankenschwestern und überhaupt alle!«, sage ich.

»Ja, da hast du schon Recht! Mama, freu' dich mit uns, der Pater Michael hat es begriffen!«, entgegnet Isabelle.

Ein frohes Schmunzeln, ein Lächeln und ein helles heiteres Lachen überzieht ihr Gesicht.

»Kommst du wieder? Am Sonntag habe ich wieder ein Bild für dich!«, fragt sie mich.

»Danke«, rufe ich.

»Gerne«, kommt das Echo!

Auch dieser Sonntag geht ins Land. Isabell wartet schon. Diesmal hat sie einen wunderschönen Pinguin gemalt, ihr Lieblingstier (vgl. S. 52). Er steht ganz aufrecht, sehr feierlich da. Ein außergewöhnlich großes Auge blickt ganz fern in die Zukunft, wissend und unbestechlich klar. Zu Füßen des Pinguins liegt ein Goldfisch.

»Darf ich dir den Pinguin nahe bringen, der gehört dir!«, beginnt Isabelle. Dann fährt sie fort: »Heute ist Sonntag. Jede Arbeit ruht. Der Pinguin hat sein bestes Gewand angezogen und seine wertvollste Gabe mitgebracht, einen Goldfisch. Er legt ihn auf den Altar und wird glücklich. Und das ist wichtig. Sonntag, ein Tag für Gott. Das schönste Gewand, das Beste von unserem Leben. Merk' dir das und erzähl vielen Menschen davon und halte es heilig!«

Es sind ihre letzten Worte an den Begleiter. Bald kehrt Isabelle nach Hause zurück. Ihre Abschiedsworte und der damit verbundene geradlinige Blick nach oben hinterlassen einen bleibenden Eindruck.

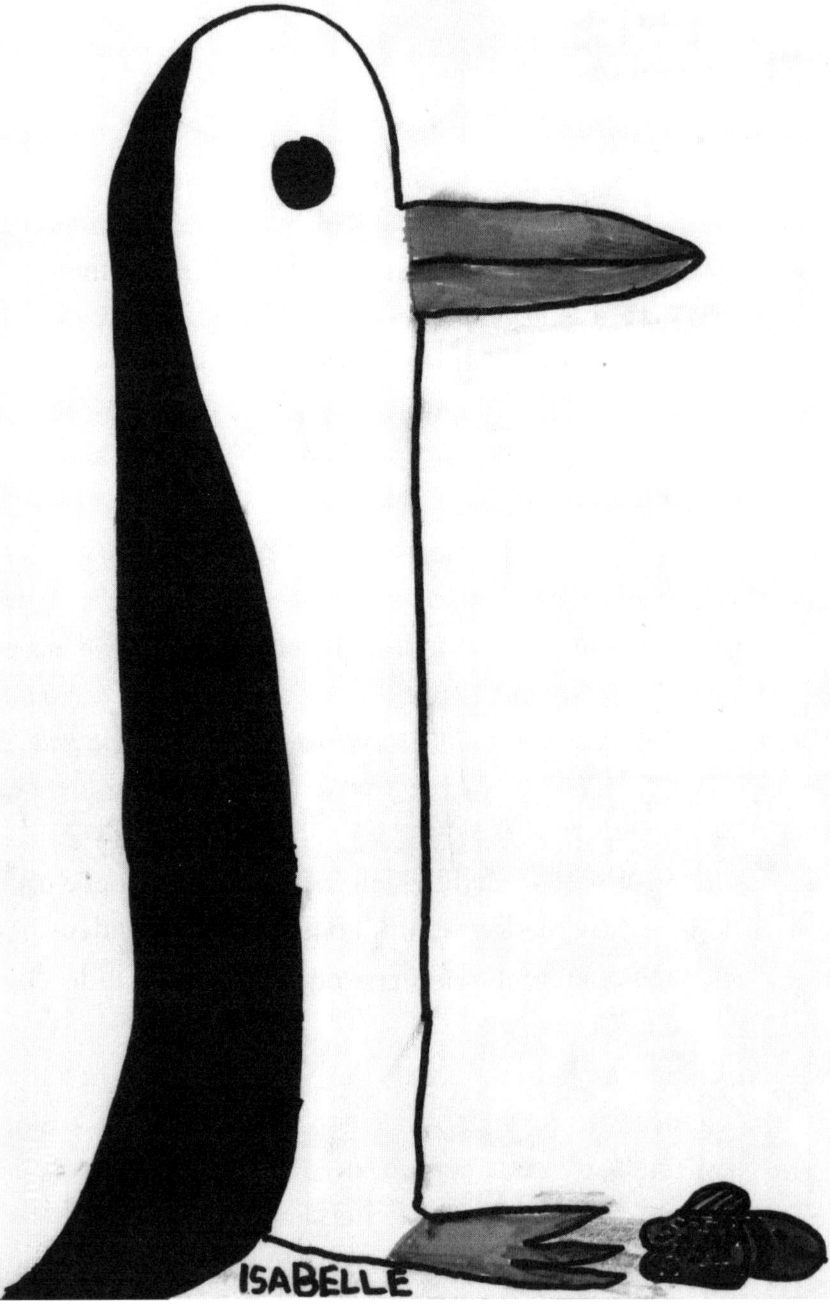
ISABELLE

Das Auge wächst nicht mit

Das Auge des Pinguins und der nach oben gerichtete Blick faszinieren den Betrachter. »Das ist das Kindlichste am Kind: seine Blickrichtung ... Die Erwartung des Kindes ist über ihm, nicht unter ihm.«[14] Die kleine Isabelle wird im Pinguin zu solch einem vertrauend aufschauenden Menschen, der sich für die Einladung eines über ihn hinausweisenden Lebens »nach oben« öffnet.

Es ist eine alte, oft verkannte Wahrheit, dass kleine Kinder die Fähigkeit haben, für eine solche Transzendenz besonders aufnahmebereit zu sein, weil sie noch nicht mit anderen Dingen besetzt sind. An ihnen sind Haltungen und Blickweisen zu entdecken, die sich bei Erwachsenen oft vermissen lassen, z.B. die Gelassenheit angesichts des Todes.

Nicht wenige Erwachsene empfinden Widerstand gegen die Vorstellung, bestimmte religiöse Grundhaltungen von Kindern hätten für sie wegweisenden Charakter. Der als kindisch abgetane Blick »nach oben« fällt gerade Erwachsenen äußerst schwer. Der Blick »nach unten« (zu den Kindern) wiederum scheint für viele ohne Belang. Die Religiösität der Kinder wird dann nicht weiter ernst genommen und als »naiv« abgetan. Sie müssten, lautet dann die Konsequenz, von den Erwachsenen erst noch erzogen werden, um »richtig« religiös zu werden.

Dabei können vor allem das kindliche Staunen und ihre tiefere Ergriffenheit angesichts der »letzten Fragen des Daseins« gerade erwachsene Menschen an das Geheimnis des Lebens heranführen, das hinter dem scheinbar Selbstverständlichen liegt. Man könnte noch weiter gehen und sagen: Der Umgang mit Kindern kultiviert die

Fähigkeit, staunen und sich vom Geheimnis des Lebens ergreifen lassen zu können.[15]

Gerade der Umgang mit Kindern kann also das spirituelle Bewusstsein von Erwachsenen schärfen, in Gottes Gegenwart zu leben und die Abhängigkeit von Gott als Quelle der Stärke und nicht der Schwäche zu sehen. »Das Kind wächst, es wird ein Erwachsener, nur eines wächst bei ihm nicht mit, das Auge. Dahinter verbirgt sich Tieferes. Wie sehr sich auch die Gestalt unseres Lebens verändert, Gott will, dass wir das Auge des Kindes behalten, dass wir aufschauen, nicht herab. Und wenn es nicht so war, dass wir uns bekehren zu dieser Sicht.«[16]

Wach auf

Lass pulsieren die Kräfte, die unsichtbaren,
vor denen es kein Entrinnen gibt.
Lass dich fallen, du mein Geist
in die tragenden Hände dessen, der dir dein Leben zugedacht.
Lass dich wiegen im Schoß des Allmächtigen,
dich wärmen und schaukeln,
dich ölen und salben,
deine Wunden heilen, das Tränenbrot mit ihm teilen.

Hör neue Musik,
lausche in die Melodie der Unendlichkeit.
Lass dich bezaubern,
leg an dein Festgewand ohne Motten der Mode.
Hab Mut dazu
in dem Augenblick, da du bist, ganz du.

Michael Först

4.

»Dann gibt es doch einen Gott!«

■ Heikos Botschaft knüpft an die Isabelles an. Was diese mit ihrem kindlichen Auge intuitiv und verstärkt aufgrund ihrer religiösen Sozialisation einsah, erschloss sich Heiko in einem längeren Suchprozess: der Blick für das »Licht aus der Höhe«, das ihm zur inneren Erleuchtung wurde.
Heiko, der an einer schweren Lebererkrankung litt, starb im Alter von 18 Jahren. In der Phase des Erwachsenwerdens fragte und suchte er leidenschaftlich nach dem letzten Grund seines Lebens. Die Nacht und viele nächtliche Gespräche mit Michael Först wurden zu seinem Ort, an dem er schließlich einen überraschenden Trost findet. ■

Beharrliche Fragen eines Jugendlichen

Von Kindheit an ist Heikos Leben von längeren Klinikaufenthalten bestimmt. Immer wieder taucht seine hagere Gestalt in der Münchener Klinik auf. Von Anfang an will er alles ganz genau wissen und nimmt kein Blatt vor den Mund. Deftige und liebevolle Formulierungen, offene und direkte Fragen sprudeln aus ihm heraus. Sein Mitteilungsbedürfnis ist grenzenlos.

In der Kapelle der Klinik entdeckt Heiko eine ganz neue Welt. Er kennt diesen Bereich des Lebens bisher überhaupt nicht. Religion und Glaube sind ihm fremd, sind etwas, was in seinen Augen nicht lebensnotwendig ist. Doch mit der Zeit entsteht auch hier neugieriges Fragen. Heiko geht auf Entdeckungsreise, immer wieder, wenn auch nur für kurze Zeit. Die religiösen Gedanken und Themen beginnen für ihn zu erwachen.

In den Jahren seines Älterwerdens werden seine Fragen tiefer und suchender. Zeitweise hält ihn die Krankheit völlig gefangen, dann wieder befreit er sich aus der Umklammerung, absolviert seine schulische Ausbildung und berufliche Lehre – immer wieder unterbrochen durch kürzere und längere Klinikzeiten.

Heiko ist ein dankbarer junger Mensch mit hoffnungsvollen Augen. Sein Lebensmut belebt seine Umgebung, ermutigt und bringt neue Überlegungen. Suchender und fragender werden seine Jahre. Vertröstungen allein helfen ihm nicht weiter.

So geht und findet er seine Richtung. Gedanken und Wünsche bleiben sein Geheimnis. Ab und zu lässt er einen kurzen Blick in diese Schatztruhe werfen. Glücklich und zufrieden über den kleinsten Erfolg, bedankt er sich auf seine Art und Weise für die vielen Aufmerksamkeiten. Nichts geht ihm verloren.

Lange Zeit taucht er dann nicht mehr in der Klinik auf, bald jedoch häufen sich die Besuche, und die Verweildauer wird länger und dichter. Heiko beginnt dies zu ahnen und richtet langsam, aber stetig sein Zimmer in der Klinik häuslicher ein. Es wird sein neues Zuhause mit einem eigenen Lebensrhythmus.

Der Tag wird zum Nachtschlaf, die Nächte zum halben Tag. Heiko beginnt sein Ohr an seinen Pulsschlag zu legen und spürt sehr deutlich. Sein Körper verändert sich. Die Ängste nehmen zu und auch das gekonnte Überspielen seiner bedrückenden und besorgten Gedanken.

Ab und zu zerbricht er alle Masken und verdirbt das Spiel der gesellschaftlichen Zwänge. Überraschende, ja bestürzende Gedanken und Fragen rütteln die Umgebung wach, die engsten Menschen um ihn herum. Er sucht Kontakt zu seinen Freunden, die sollen ihre Welt und ihre Erfahrungen in sein neues Haus bringen.

Der Tag hat seine feste Zeit. Tagsüber ist sein Arbeitsfeld philosophisch. Geisteswissenschaftliche Dinge treiben ihn um. Heiko wartet schon früher, als es möglich ist, auf den Besuch. Er ist ganz und gar für ihn da. Wünsche und Ärger, alles wird an den Mann gebracht. Jeden Besuch hat er ausgetestet, wie weit er gehen kann, ob er ernst genommen wird und ob er seinem Gegenüber sein Innerstes ohne Schminke und Grinsen anvertrauen kann.

Nächtliche Suche

Kaum mehr ist Heiko dann wachend anzutreffen, wenn die Welt wach und geschäftig ist. Je näher der Feierabend rückt, desto wacher werden Heikos Sinne. Sein ganzes Augenmerk richtet sich auf die nächtlichen Stunden. In ihnen findet er bergenden Schutz. Die unsichtbare Welt der Innerlichkeit beginnt sich dort zu entfalten, aufzublühen und alle, die bei ihm sind, reich zu beschenken. Im zunehmenden Bewusstsein seiner todbringenden Krankheit sucht er jetzt den ehrlichen Austausch mit allen, die ihn umsorgen. Eines Tages äußert er einen besonderen Wunsch:

»Weißt du, ich möchte gerne ein richtiges Festessen außerhalb der Klinik geben!«, sagt er und fügt hinzu: »Dort in der Wohnung, bei dir!«

Ganz schnell wird alles organisiert. Die Ärzte und Schwestern sind auch dafür. Auch soll er dort übernachten dürfen, wo er sich immer so wohl gefühlt hat.

Die Festtafel baut sich aus vielen bunten Überlegungen zusammen. Heiko entdeckt neu seine Kochqualitäten, jenen Beruf, den er einst erlernt hat. Verschiedene frische Gemüse, ein gefülltes Brathuhn, Reis, Nudelgerichte, verschiedene Salate und eine köstliche Nachspeise.

»Da fehlt noch ein bisschen Gewürz, das Brathuhn braucht noch etwas mehr Hitze, das Gemüse muss schonend gekocht werden!«, kommentiert er in der Küche. Es ist herrlich, seine Ausstrahlung erleben zu dürfen.

Alle sitzen, so wie er auch, um den Tisch. Wir reichen uns die Hände und bilden einen Kreis, den Heiko mit seiner letzen Kraft aufbaut. Seine Gedanken, so wie sie jedem einfallen, geben dem Essen eine andere Kraft. »So, und jetzt fangen wir an!«, ruft er.

Ein unvergesslicher Abend. Leib und Seele im Einklang. Werden und Vergehen in Harmonie.

»Du bist Licht!«

Heikos nächtliche Suche wird immer intensiver. Er sucht den Schein von Kerzen, die in seinem Krankenzimmer brennen. Lange Stunden, viele Tage, manche Nächte schaut er dem Kerzenlicht zu, wenn es zu flattern beginnt, hilft er dem glimmenden Docht, dass er neu aufleuchtet.

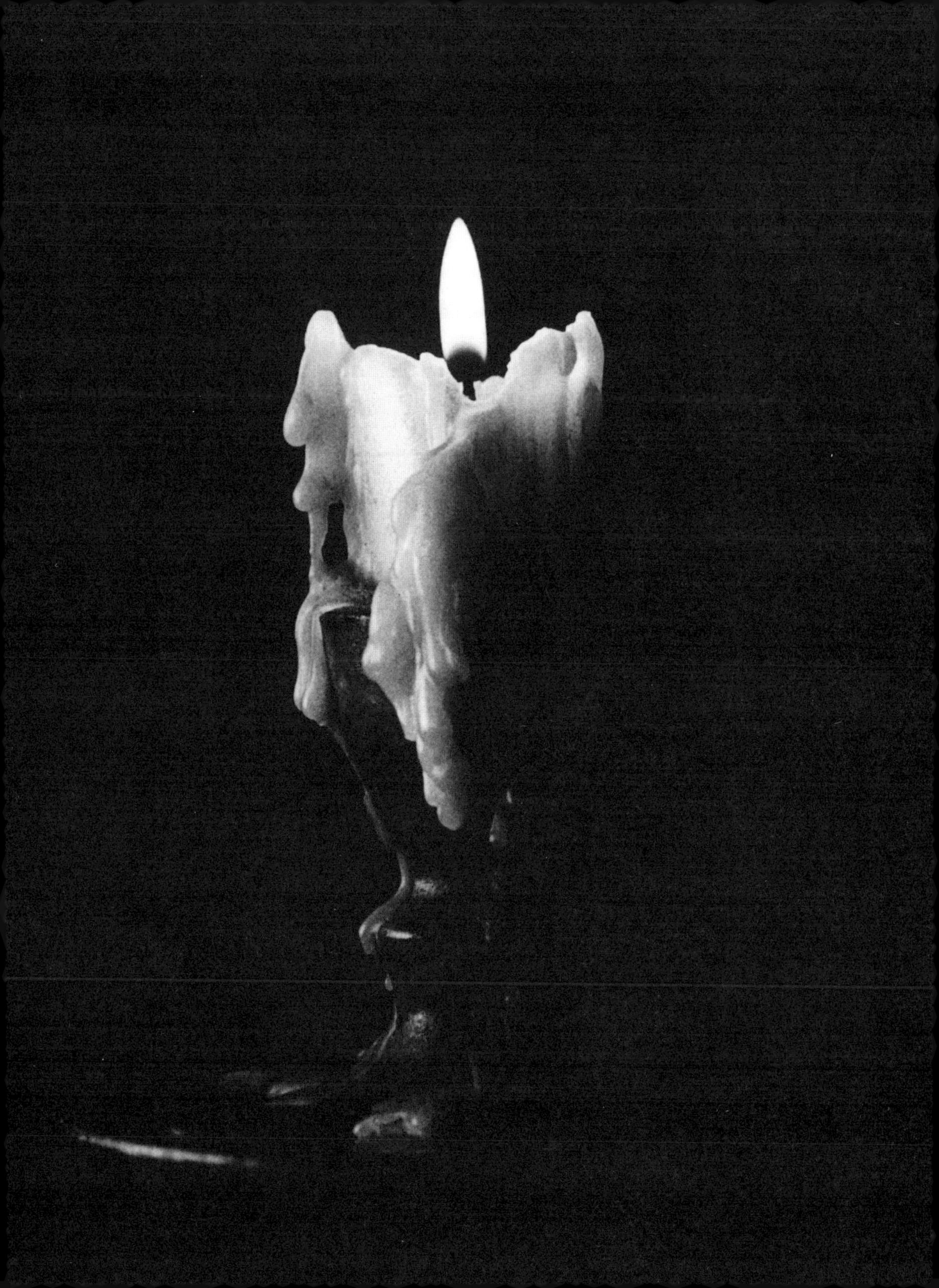

Seine Herzensglut spiegelt sich im Lichtglanz, und seine Worte stammeln staunend von der Kraft des Feuers, von Verwandlung der Dunkelheit in Licht.

Heiko hat jetzt viele Fragen, der Körper rumort und rebelliert.

An einem Sonntagmorgen um 7.30 Uhr sitzen wir an seinem Bett. Heiko hat einen Kerzenstummel angezündet.

Die Blicke wandern ringsum, tiefste Gespräche öffnen alle Türen nach innen, ohne den geringsten Ton. Worte werden überflüssig. Die Weisheit füllt den Raum.

Kerzenlicht hat ihn hell gemacht, ruhig und kräftig nährt sich die starke Flamme im flüssigen Wachs.

Heiko beobachtet genau. Die Kerze zehrt sich auf, der Docht neigt sich ganz sanft.

»Schau, jetzt erlöscht sie«, sagt er leise. Feiner Rauch steigt auf.

»Du, sag mal …, beginnt er. »Geht es mir auch so, dass mein Leben ausgeht wie die Kerze da!?«

Er lässt mir keine Zeit zum Nachdenken.

»Du, Heiko, dein Licht leuchtet ganz bestimmt in mir weiter, in allen, die dich kennen!«, kann ich ihm antworten.

»Dann ist es gut so. Dann ist alles richtig. DANN GIBT ES DOCH EINEN GOTT!«, gibt er zurück.

»Heiko, du bist Licht!«, sage ich.

Er zündet eine neue Kerze an.

»So, jetzt darfst du gehen!«, fordert er mich auf.

»Ich nehme dich da drinnen mit!«, antworte ich ihm.

Aufstrahlendes Licht aus der Höhe

Die Begegnung mit Heiko führt zum Wagnis einer spirituellen Begleitung zurück. Im entscheidenden Augenblick der nächtlichen inneren Suche Heikos bekommt er die ihn betreffende und damit rettende Antwort: »Du bist Licht!« Lange mussten diese drei Worte auf sich warten. Stunden, Tage, Wochen der aufmerksamen Begleitung waren vorausgegangen.

Sheila Cassidy, Leiterin eines englischen Hospizes, schreibt über die »Spiritualität des Freundes«: »Es ist eine Spiritualität der *Gegenwart*, die damit zu tun hat, in der Nähe zu sein, aufmerksam zu sein, verfügbar zu sein, einfach *da* zu sein.«[17] Die rettende Antwort auf die beharrliche Frage entspringt jedoch einer weiter reichenden Haltung, die sie so ausdrückt: »Man muss die Fähigkeit entwickeln, mit beiden Beinen fest auf dem Boden der Wunden und der Brechschalen zu stehen, dabei aber den Blick über das Chaos des Hier und Jetzt hinaus auf eine Zukunft unvorstellbarer Hoffnung zu richten. Vor allem muss man tiefer in seinem Inneren davon überzeugt sein, dass der Tod nicht das Ende, sondern der Anfang ist.«[18]

Der begleitende Seelsorger Michael Först wird in den Geschichten dieses Buches zum Geburtshelfer besonderer Art. Denn wenn der Tod, wie es seiner Überzeugung entspricht, die Geburt in ein neues Leben darstellt, dann hilft er als Freund bei dieser Geburt, durch seine schlichte Gegenwart, aber auch und vor allem durch die rettenden, ermutigenden und wegweisenden Worte: Du bist Licht! In dir ist ewiges Leben! Dein Leben geht nicht aus, wie diese Kerze!

Das in der Dunkelheit der gemeinsam durchlebten Nacht gefundene Licht lässt Heiko selbst durchscheinend werden – leuchtend

Erhebe deine Hände

Erhebe deine Hände,
strecke deinen geschundenen Körper nach oben.

Tauche in ein Licht von oben, das nur jeder
ganz persönlich erleben kann,
ihm geschenkt als himmlische Gabe.

Alles ist Wirklichkeit, kein Traum geblieben.

Zeit erfährt Neubeginn,
alles wird zum Geschenk.

Die Welt hat sich verändert,
die Geschichte beginnt neu.
Kinderaugen,
Kinderohnmacht wird zur Macht,
die die Welt verändert.

Michael Först

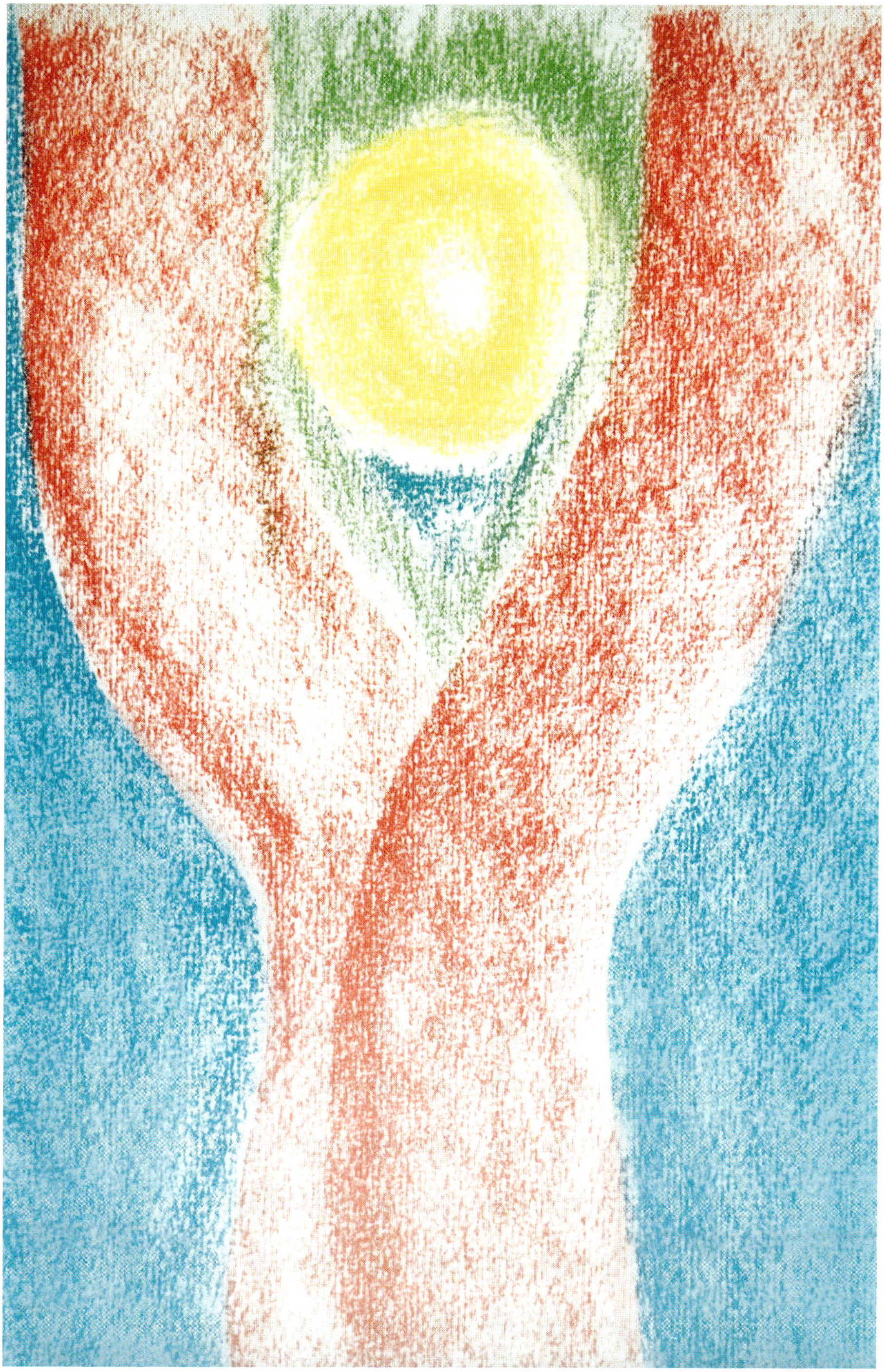

und brennend wie eine Kerze im Dunkeln. Die neue Kerze, die er anzündet, ist seine eigene. Michael Först hätte seinen Satz nicht sprechen können, wenn er dieses Licht nicht gesehen und erkannt hätte. Seine ganze Aufmerksamkeit im seelsorgerlichen Umgang mit Heiko galt der biblischen Verheißung vom »aufstrahlenden Licht aus der Höhe«, das, wie es im Lukasevangelium heißt, allen leuchten wird, »die in Finsternis sitzen und im Schatten des Todes« (1,78). Dort ist es der alte Zacharias, der sich zu dieser Lebensvision bekennt – im Angesicht des neugeborenen Johannes. Das aufstrahlende Licht aus der Höhe wird zum Bild für einen den Menschen nahe kommenden Gott und für seine barmherzige Liebe.

Es ist uralte biblische Überlieferung, dass der Mensch in der Erfahrung des Lichts mitten in der Finsternis jenen erahnt und erspürt, »der in unzugänglichem Lichte wohnt«, wie es im ersten Timotheusbrief heißt (6,16). Er vertreibt die Schatten des Todes und der Dunkelheit ein für alle Mal. »Dann ist es gut. Dann gibt es doch einen Gott«, antwortet Heiko.

5.

»Ich suche und brauche einen festen Punkt ...«

■ Tilo, ein lebensfroher Junge, erkrankte als Zehnjähriger an Leukämie und starb vier Jahre später. Tilos Botschaft bestand darin, die entscheidende Einsicht eines schwerst kranken Menschen zu artikulieren: »Ich suche und brauche einen festen Punkt, an dem ich mich festhalten kann.« Mit ihm wird zugleich die religiöse Entwicklung eines jungen Menschen in einer schweren, lebensbedrohlichen Erkrankung deutlich. ■

Leben zwischen Freude und Leid

Als Tilo an einem sonnigen Spätnachmittag des Jahres 1970 geboren wird, findet – so wird erzählt – vor dem Entbindungszimmer des Krankenhauses ein Fußballspiel zwischen der Ärzteschaft statt. Dies hätte sich als Omen herausstellen können, denn aus Tilo wird später ein prächtiger und leidenschaftlicher Fußballspieler; nach Meinung seines ungarischen Sportlehrers sogar »bestes Torwart von Klasse«. Was ihm als Torhüter im Fußballspiel Spaß machte, wird später im Leben zum bitteren Ernst: lebensbedrohliche Schüsse ganz anderer

Art abzuwehren, dabei oftmals in die Knie zu gehen – und dann wieder aufzustehen.

Die neue Zeitrechnung beginnt im Oktober 1980: Tilo erkrankt an Leukämie. »Schonend und einfühlsam«, erzählen die Eltern, »bekamen wir die ärztliche Diagnose vermittelt, aber der Satz: ›Ihr Kind wird sterben‹ hing im Raum und nahm uns beinahe den Atem.«

In den folgenden vier Jahren folgt ein Auf und Ab; die Familie erlebt ein Hoch und Tief. Der Erstbehandlung in der Klinik folgen Erholungszeiten zu Hause; dem Schock und der Angst die Hoffnung auf Heilung; Heilungserfolge wechseln mit Rückfällen und Einbrüchen; der Kreislauf beginnt immer wieder von vorne.

»Ich möchte leben, auch wenn mir durch die Schmerzen das Leben zur Hölle wird«, dieses Selbstbekenntnis Tilos drückt seinen ungebändigten Lebenswillen aus. Schon als Kleinkind hat er seine Eltern mit seiner Lebensfreude beeindruckt. Diese erinnern sich: »Als wir Tilo nach seiner Erstbehandlung zum ersten Mal wieder mit nach Hause nehmen durften, meinte er auf dem Weg vom Krankenzimmer zum Auto: ›Ich glaube, ich werde in meinem ganzen Leben nie wieder lachen können ...‹ Und trotz alledem – am nächsten Tag bereits hat uns sein Lachen den Blick in die Zukunft leichter gemacht.« Die Freude am Leben blieb bis zuletzt.

Nachdem alle herkömmlichen Heilungsmethoden nicht geholfen haben, lässt im Oktober 1983 nur noch die Knochenmarktransplantation auf ein Überleben setzen. Auch hier gibt es zunächst Anlass zur Hoffnung. Die Operation ist gelungen. Als Tilo aus dem Transplantationszelt entlassen wird, hat er sich für den Professor, der ihn operiert hatte, ein Späßchen ausgedacht. Er erwartet ihn zur Visite versteckt hinter einer Gardine stehend. »Zwar noch mit etwas wackeligen Beinen«, wie die Mutter erzählt, »aber die Überraschung war gelungen!« – Tilos Fröhlichkeit scheint ungebrochen.

Aber bereits in den Weihnachtsferien zeichnet sich das nahe Ende ab. Tilo kehrt vom Schlittenfahren mit Freunden zurück und klagt über heftige Schmerzen in den Beinen. Es werden wieder Punktionen und Chemotherapien in München vorgenommen. Fröhlichkeit und Lebensfreude wechseln mit Verzweiflung und Niedergeschlagenheit. Aus dieser Phase, in der er zeitweilig unter größten Schmerzen leidet, erholt er sich noch einmal. Es folgt eine harmonische Zeit zu Hause, ehe Tilo dann im August im Kreis seiner Familie stirbt.

Ein Punkt, der alles und alle hält

Tilos Bedürfnis nach einem festen Punkt, »zu dem«, wie er sich ausdrückt, »ich aufschauen kann, an dem ich mich festhalten und hochziehen kann, der alles zusammenhält«, ist die Suche nach einem Fixpunkt im Strom seiner Krankengeschichte, die ihn über vier Jahre hinweg zwischen Freude und Leid, Hoffnung und Verzweiflung hin- und her wirft.

Als er nach Monaten der Erholung von der Erstbehandlung den ersten Rückschlag erleidet, geht er neben seiner Mutter in die Knie, sein Blick sucht die nackten Wände ab. Er murmelt in sich hinein: »Wo ist ein Kreuz, damit ich beten kann ...?« Tilo betritt innerlich einen Grenzbereich, jenen Bereich, wie sich die Mutter erinnert, für den der Arm der Eltern, »der schützen, bewahren, verhindern und abwehren will, nicht mehr ausreicht. Wo nur noch ein Anderer halten und tragen kann.«

Tilo beginnt, radikale Fragen zu stellen, die tiefgründigen Gedanken entspringen. Am Anfang steht die Feststellung: »Ich muss in meinem Leben wohl etwas ganz Schlimmes gemacht haben, dass Gott mich so bestraft.« Später dann die Frage nach dem Warum der so ungleichen Lastenverteilung: »Warum wird Menschen, die sowieso schon so viel zu ertragen haben, immer noch mehr aufgeladen?«

Tilo ist auch, was seine innere Glaubenshaltung betrifft, hin- und hergerissen. Einerseits vertraut er sich Gott an, dann wiederum gelingt ihm das doch nicht so restlos. »Lass du mich mit deinem lieben Gott zufrieden«, herrscht er seine Mutter eines Tages an. Dann gesteht er wieder: »Ich habe Angst, Gott zu bitten, mir etwas zu ersparen, weil ich weiß, dass er es mir dann erst recht auflädt.«

Es ist wohl im September, als Tilo gegenüber seiner Mutter bemerkte: »Wenn ich an Gott denke und daran, was ich ertragen muss, dann könnte ich meinen Glauben vergessen!« Diese weiß in ihrer Hilflosigkeit nur zu antworten: »So hat das schon ein anderer vor dir empfunden.« Aber Tilo scheint auf diesen schlichten, unscheinbaren Satz gewartet zu haben. »Das verzweifelte Suchen nach dem Ausweg und der Fluchtmöglichkeit war nicht mehr notwendig, er hatte seine Richtung gefunden«, fügt die Mutter hinzu.

Kindheit und Leidensweg Jesu beginnen ihn fortan besonders anzusprechen, wie sich die Mutter erinnert. Er beginnt, Vergleiche zu ziehen zwischen dem Leben seines »großen Bruders«, wie er ihn bezeichnet, und seinem Leben. »Dort das Blutschwitzen – hier das Warten auf die Untersuchungsergebnisse. Dort der gegeißelte Körper – hier die Lumpalpunktion und die Knochenstanzen. Dort die Dornenkrone – hier immer wieder der gefürchtete Haarausfall. Dort das Tragen des Kreuzes – hier das immer wiederkehrende Herausgerissenwerden aus dem Familien- und Freundeskreis ...«

Tilo ist leidenschaftlich auf der Suche nach *seinem* festen Punkt.

Rückblickend erinnert sich seine Mutter: »Es war gegen Ende Januar, als Tilo sein Marienmedaillon, das er immer um seinen Hals trug, gegen ein Kreuz austauschen wollte, das eigentlich als Anhänger für eine Kette viel zu groß war.« Und dann fügt sie hinzu: »In der langen Zeit seiner Krankheit hatte ich immer große Angst davor, unser Kind würde zerbrechen, sobald sich abzeichnen sollte, dass sein Krankheitsverlauf eine andere Wende nimmt, als die, um die er bat und betete. Nun erlebten wir, dass uns unser Tilo in puncto Glaubensfestigkeit meilenweit voraus war. ... Tilo hatte seine Mitte gefunden.«

Als er seine Sterbestunde kommen sieht, nimmt er bewusst Abschied, macht der Mutter das Kreuzzeichen auf die Stirn, legt seine Armbanduhr mit der Bemerkung ab, »die brauche ich nicht mehr ...«, sucht nach jenem Kreuz an seinem Halskettchen, das er ein halbes Jahr zuvor gegen das Marienmedaillon eingetauscht hat, nimmt es in die linke Hand und fügt hinzu: »Das brauch ich noch ...«.

Blick in eine andere Welt

Über vier Jahr hinweg ist Michael Först zu einem engen Freund und Begleiter von Tilo geworden. Er nimmt an seinen Höhenflügen teil, erlebt aber auch seine Einbrüche und seine radikale Anfrage und Suche. Auch er ist zunächst beeindruckt von seiner Lebendigkeit und Wachheit, wie er rückblickend in seinen Aufzeichnungen festhält:

So erlebe ich Tilo. Er liegt ganz gesammelt in seinem Bett am Fenster. Hellwach funkeln seine Augen wie leuchtende Glaskugeln.

»Du strahlst ja vor Glück – darf ich mich ein wenig dazusetzen?«, frage ich ihn. Er antwortet: »Gerne, das freut mich!«

Ich bemerke: »Mir kommt gerade so eine Idee, ein Gedanke, den du bei mir auslöst.« Tilo ist neugierig: »Komm erzähl!«, erwidert er.

»Er ist etwas eigenartig, aber du verstehst bestimmt«, füge ich hinzu. »Wenn nicht, dann hinterfragen wir!«

Dann beginne ich: »Zwei leuchtende Glaskugeln. Sie sind rund und ruhen in sich. Sie sind durchsichtig und doch voll Geheimnis. Sie haben eine Mitte. Werden sie nur ein wenig bewegt, beginnen sie neu zu leben. Alles ändert und verändert sich. Bewegen wir sie aufeinander zu, dann beginnt ein neues Miteinander. Dann wird es spannend, das wird schön und gut!«

Tilo entgegnet prompt: »Du meinst doch das Leben insgesamt!«

Freudig sage ich: »Tilo, siehst du, du hast es begriffen! Mein großer junger Philosoph! Und du denkst ganz selbständig weiter!«

Mein Gegenüber fühlt sich geehrt: »Das mach ich eigentlich immer. Hören, nachdenken, weiterdenken. Heute die zwei Glaskugeln: Sehen, bewegen, sich bewegen lassen, nicht stehen bleiben, miteinander wird alles schöner und leichter!«

Wir brauchen keine Komplimente mehr. Das Tor zueinander ist sperrangelweit offen. »Darf ich wiederkommen?«, sage ich. »Aber natürlich, ich freue mich, und ich warte darauf«, erwidert mir Tilo.

In der Folgezeit hört sich Michael Först immer wieder bei seinem jungen Freund um. Auch die Einbrüche und Wirbelstürme im Leben des Tilo bleiben ihm nicht verborgen:

Heute ist Tilo tief getroffen, er erlebt eine bedrohte Welt, er horcht nach innen.

»Lass dich ein Stückchen in meinen Lebensbereich mitnehmen, guten Morgen, Tilo!« Ganz vorsichtig eröffne ich das Gespräch und füge hinzu: »Ich will dir nur zeigen, ich denke an dich!«

Ein anderer Tilo spricht, zögernd und gequält. »Ist doch alles Sch ... Ja, alles«, beginnt er. »Ich werde doch nicht mehr gesund. Nein. Ich habe doch nichts Böses getan. Warum muss ich leiden, warum werde ich so gestraft? Nein, alles verlässt mich und für mich gibt es keinen Gott mehr, einen lieben, einen, der mich ernst nimmt, wo steckt er denn?! Lasst mich alle in Ruhe!«

Und jetzt, saust es mir durch den Kopf, jetzt ein blöder Satz und alles ist vorbei. Dann bin ich ein Teil der Mannschaft, die mit den anderen spielt, ohne eigentlich zu helfen.

»Darf ich wiederkommen?«, frage ich ihn. »Meinetwegen, wenn du noch magst!«, kommt es trotzig zurück.

Gezeichnet und betroffen mache ich die Türe von außen zu, wie ein prall gefüllter Müllsack, den ich nicht zurücklassen kann, weil er jetzt zu mir gehört. Schweigend sitze ich lange in der Kapelle der Kinderklinik. Ich halte Ausschau, die Blicke wandern nach oben bis zum Kreuz.

Die Gespräche in der Folgezeit häufen sich, werden ernster und tiefgründiger. Michael Först ist bemüht, dass sich der Blick des jungen Freundes öffnet.

»Schau Tilo, was mich zurzeit bewegt!«, so beginne ich das Gespräch. »Meine Hände geballt, umschließen und halten fest. Öffne ich sie zu einer Schale, hat alles Platz. Zieh ich die Finger ein, entsteht ein Rand nach innen, und da staut sich alles und mieft. Mache ich sie ganz offen, wird alles frei.«

Wir üben dieses ungewohnte Bild. Bald werden die verkrampften, sich wehrenden Hände frei, elegant und ästhetisch.

»Oh, das muss ich weiterdenken. Ich verstehe! Danke ... «, erwidert Tilo. Durch das Türfenster zeige ich wieder meine beiden Hände, meine Schale.

Einige Zeit später muss Tilo ins streng isolierte Transplantationszelt. Damit keine ständige Zusatzbelastung dazukommt, einigen sich beide darauf, dass Michael außen bleibt, und er sich mit Tilo über die angeschweißten Gummihandschuhe körperlich austauscht. Es kommt zu einer entscheidenden Begegnung zwischen den beiden. Tilo artikuliert eindringlich und klar seinen inneren Zustand.

»Ständig lebe ich jetzt zwischen Freude und Leid. Jetzt freue ich mich und in ein paar Augenblicken bin ich von Schwarz erfüllt. Es wechselt sehr häufig. Ich werde noch wahnsinnig. ICH SUCHE UND BRAUCHE EINEN FESTEN PUNKT, zu dem ich aufschauen kann, an dem ich mich festhalten und hochziehen kann, der alles zusammenhält ...«, beginnt er.

Ich erwidere: »Ich sag dazu, ein Licht aus der Höhe, Gott, Christus, der ja alles durchgehalten hat, auch die Zweifel der Gottverlassenheit. Licht von oben hüllte ihn dann ein.«

Schweigen tritt ein. Tilo schaut mich lange an. Dann nickt er.

»Du, ich hätte noch eine Bitte!«, beginnt er zögerlich. »Ich habe nachgedacht. Ich habe mich erinnert, ich suche Sinn, wirklichen Sinn.«

Dann fügt er hinzu: »Ich möchte gerne die Krankensalbung! Bitte!«

Unmittelbar darauf treffen auf bisher ungekannte Weise zwei Welten aufeinander. Die Krankenschwester schiebt den in Heiligem Öl getunkten Wattebausch verwundert durch den Sterilisator, um ihn keimfrei zu machen. Die Watte verfärbt sich dunkel, rostbraunes Öl wird dunkel, fast schwarz. Tilo sieht neugierig und erwartungsvoll zu, als die Vorbereitung zur Krankensalbung getroffen werden. Er strahlt. Dann setzt er sich ganz aufrecht ins Bett.

Wir beten miteinander um Kraft, Geist, Tröstung, Halt. Tilo verneigt sich ganz tief, damit meine Hände auf seinem Haupt ruhen. Er spricht seine ureigenen, geheimsten Gedanken, seine innigsten Wünsche. Wir salben miteinander den Scheitel, den höchsten Punkt. Unsere Hände entdecken die Augen, den Blick in die Welt, damit sie jetzt den Blick in eine andere Welt zulassen. Auf dem Nasenrücken erklimmen wir die Höhe der Luft, wie in einem Gebirge und vertrauen, dass alles, was uns »gestunken« hat, weicht und himmlischer Wohlgeruch neuen Atem gibt. Bald umfahren wir den Mund, wohlgeformt mit vielen Worten, die aufbauen, aber auch töten können. Auch die Ohren sind wichtig. Sie werden spitz und hellhörig, zu Antennen, die auch in der Nacht alles mitbekommen. Bald sind wir am Kehlkopf, am Brückenkopf, wo sich Luft und Erde austauschen. Und auch die Werkzeuge, die Hände, die gestalten können und zerstören. Die Füße, die uns unsere Wege tragen. Ganz besonders lassen wir das Herz spüren.

»Tilo, salbe bitte auch meinen Kopf«, sage ich und presse meinen Kopf ganz fest an die Folie der Isolationswand.

Stille ist eingekehrt.

Schweigend gehen wir nach einiger Zeit auseinander. Jeder hat verstanden.

Die Frage nach Gott

Nicht wenige Menschen teilen Tilos eindringliche Suche nach einem festen Punkt im Leben, von dem her alles zusammengehalten wird. Sie fragen mehr oder weniger nachdrücklich nach der Mitte, die das eigene, womöglich ebenso zwischen Freude und Leid hin- und her gerissene Leben hält und trägt. Tilo ermutigt jeden durch seine Aufrichtigkeit, mit Leidenschaft nach letzten Antworten zu fragen und Zugang zu einer über dieses Leben hinausweisenden Welt zu suchen.

Zwischen ihm und seinem Begleiter ereignet sich ein beispielhafter, tiefsinniger Gedankenaustausch. In einer schnelllebigen und allzu sehr aufs Sicht- und Verwertbare fixierten Zeit werden solche geistvollen und geistlichen Gespräche eher unterschätzt, wenn nicht sogar unter den Verdacht des Unbrauchbaren gestellt. Die Begegnung mit Tilo zeigt hingegen: Erst im langen und langsamen Prozess des Suchens und Fragens, des Miteinander-Schweigens, Erwägens und in der gegenseitigen Inspiration kann die für Tilo letztlich rettende und wegweisende Antwort »Licht aus der Höhe, Gott, Christus, der ja alles durchgehalten hat« auf fruchtbaren Boden fallen.

Die Frage nach Gott als rettendem Halt im Leiden ergibt sich allen Erfahrungsberichten zufolge in der Begegnung mit Schwerstkranken und Sterbenden nahezu »zwangsläufig« – zumindest dadurch, dass diese selbst Fragen nach und Zweifel an Gott thematisieren: Ist Gott für das erfahrene Leiden verantwortlich? Oder lässt er Leiden nur zu? Leidet Gott wirklich mit den Menschen? Oder schaut er dem Elend der Welt zwar liebend, aber letztlich nur ohnmächtig zu?

Natürlich hängt die Art und Weise, Schwerstkranke spirituell zu begleiten, auch von bestimmten Gottesvorstellungen der Angehörigen oder der Begleiter ab. Menschen, die beispielsweise glauben, dass die Krankheit eine »Strafe Gottes« sei, werden alles Mögliche unternehmen, alle Kräfte der Betroffenen dahingehend zu mobilisieren, einen strafenden Gott wieder zu versöhnen, selbst wenn diese sich keiner Schuld bewusst sind. Aber vorgefertigte Antworten und Bilder von Gott, die ohne Berücksichtigung der Situation und der Fragen der Betroffenen von außen in die Begegnung eingegeben werden, helfen in der Regel nicht weiter. Gerade das oben angeführte Bild eines strafenden Gottes lähmt nur. Jeder unschuldig Leidende wird allzu schnelle religiöse Erklärungen, warum er leiden muss, empört von sich weisen – vor allem das Bild eines strafenden Gottes.

Anders steht es um jene Antwort, nach der Gott dem Menschen im Schmerz und Leiden in besonderer Weise verbunden ist. Gerade dieses in den biblischen Traditionen des Alten und Neuen Testaments fest verwurzelte Bild eines mitleidenden Gottes kann in der Begegnung mit betroffenen Menschen weiterhelfen. Und: Es kann eine ganz bestimmte Verbundenheit der Begleiter, also auch der Freunde und Angehörigen, mit den Kranken begründen und festigen – zunächst ohne große Worte und Erklärungen. Wer aufrichtig verweilt, wird früher oder später »automatisch«, wie die Begegnung mit Tilo zeigt, nach dem eigenen bewegenden Grund gefragt.

Geheimnisvolle Präsenz Gottes

Gott verlässt leidende Menschen nicht, vielmehr steigt er – so der jüdische Philosoph und Theologe Martin Buber – »selber zur Welt nieder, geht in sie, ins ›Exil‹, wohnt ihr ein, wohnt bei den trüben, den leidenden Geschöpfen, inmitten ihrer Makel«[19]. Gott ist besonders im Leiden auf geheimnisvolle Weise präsent. Dies wird in einer Erzählung über Katharina von Siena treffend veranschaulicht. Als sie in ihrer Not mit Gott haderte und aufschrie: Mein Gott, wo warst du, als mein Herz in Finsternis und Todesschatten war?, hörte sie die Antwort: »Meine Tochter, hast du es nicht gespürt? Ich war in deinem Herzen.« – Gott hilft und rettet demnach nicht von außen oder von oben herab, sondern von innen her, indem er am Leiden von Menschen teilhat.

Tilo möchte von diesem mitleidenden Gott, »der ja alles durchgehalten hat«, nicht nur hören, sondern ihn auch in seiner verzweifelten Situation im Transplantationszelt als Mit-Leidenden konkret erfahren. Er merkt, dass die Antwort »Licht aus der Höhe, Gott, Christus« durch weitere Worte nur zerredet werden würde. Er sucht nicht die theologische Erläuterung, sondern die Erfahrung der Nähe dieses Gottes. Am Ende des fragenden Dialogs verstummt die menschliche Sprache, es sprechen die Zeichen. Der Ritus der Krankensalbung wird zu einem eindringlichen Zeichen einer auf eine andere Welt hin ausgerichteten Lebens- und Geisteshaltung. Der sich öffnende Tilo wird zum Kundschafter für seinen erwachsenen Begleiter, der den »Blick in eine andere Welt« zulässt.

Solch ein im katholischen Christentum beheimateter Ritus, der Parallelen in allen Religionen kennt, ist anthropologisch verwurzelt.

Dahinter steht die Vorstellung: Der Mensch ist durchdrungen von einer anderen, göttlichen Wirklichkeit. Er ist auf sie hin transparent, alles Menschliche wird zum Zeichen für eine andere Wirklichkeit. Die menschliche Welt ist nie nur materiell und technisch zu sehen, sondern steckt stets voller tief liegender, geheimnisvoller Sinngehalte. Alle Sinne können dies spüren.

Die Krankensalbung Tilos ist die konkrete Erfahrung der Antwort »Licht aus der Höhe, Gott, Christus«. Durch die Salbung mit dem heiligen Öl im Zeichen des Kreuzes wird ihm Jesus Christus zum festen Punkt des ganzen Lebens. Der, der selbst alles durchgehalten hat, wird zum entscheidenden Halt. Hin- und hergerissen zwischen Freude und Leid erfährt der vierzehnjährige Tilo einen unvermuteten Verbündeten, den »großen Bruder«, der »schon vor ihm genauso empfunden hat«.

Der »große Bruder«

Eine alte Legende aus dem Talmud erzählt, wie Rabbi Josua den Propheten Elia trifft. Er fragt ihn: Wann kommt der Messias? Elia antwortet: Geh hin und frag ihn selbst! Erstaunt fragt Josua, wo er ihn denn finden könne. Darauf Elia: Er sitzt am Tor der Stadt! Als Josua weiter fragt, woran er ihn erkennen könne, antwortet Elia: Er sitzt unter den Armen, mit Wunden bedeckt. Die anderen binden ihre Wunden alle zugleich auf und nachher verbinden sie sie wieder. – Er aber bindet immer nur eine Wunde auf und verbindet sie anschließend sofort, denn er sagt sich: Vielleicht werde ich bald gebraucht! Ich muss immer bereit sein, um nicht zu spät zu kommen.[20]

Ein verwundeter Messias ist nicht nur für traditionelles jüdisches Denken schwer vorstellbar. Die Gestalt eines Messias voller Wunden lässt auch in unseren Breitengraden manchen daran zweifeln, ob denn jemand, der selbst verwundet ist, überhaupt die Wunden anderer pflegen und etwas Entscheidendes zu ihrer Heilung beitragen kann. Gerade das Bild eines gekreuzigten Messias, Gottesknechtes oder Heilands provoziert bis heute zum Umdenken – gerade auch im Blick auf das Bild eines starken, mächtigen und unverwundbaren Gottes.

Der schwerst kranke Tilo setzt genau dort mit seinem Bild vom »großen Bruder« an. Jesus ist für ihn ein verwundeter Messias, der ihm als Mensch in allem gleich geworden ist, bis in das Äußerste seines Leukämie-Leidens und seines Sterbens hinein. Mit ihm, dem »großen Bruder«, rechnet er in seiner konkreten Situation, er ist für ihn ein unsichtbares, aber präsentes Gegenüber, einer, der mit seiner Schwäche und mit seiner Verzweiflung deswegen mitfühlen kann, weil er sie selbst kennen gelernt hat – »ein Mann voller Schmerzen, mit Krankheit vertraut«, wie es im alttestamentlichen Buch Jesaja (53,3) heißt.

Der »große Bruder« Jesus ist hier nicht einer, der über die Welt wacht und über ihr thront, sondern so in der Welt präsent ist, »dass er sich in ihr verbirgt in Schwachheit und nicht als Gott-Mensch kenntlich ist. … Er geht im Inkognito als Bettler unter die Bettler, als Ausgestoßener unter die Ausgestoßenen, als Verzweifelnder unter die Verzweifelnden, als Sterbender unter die Sterbenden.«[21] Christus ist nicht der über allem erhobene König – auf Abstand; in Jesus ist Gott dem Menschen nahe. Denn er ist ganz der mitleidende Gott; und nur so hilft er.

Die Sinnspitze der eingangs erwähnten Geschichte vom verwundeten Messias besagt: »Der Meister kommt – nicht morgen, sondern heute, nicht nächstes, sondern dieses Jahr, nicht erst, wenn all unser Elend vergangen ist, sondern mitten darin, nicht anderswo, sondern genau da, wo wir stehen.«[22] Dort, wo die Wunden verbunden werden, ist der im Leiden verborgene und doch so nahe Gott gegenwärtig. In Jesus hat er alles durchgehalten, »auch die Zweifel der Gottverlassenheit.«

Der für uns blut geschwitzt

Wenn mir die angst übers herz fährt
im schatten des ölbaums
wenn sich die hoffnung verkrampft
am zerbrechenden strohhalm

und aus dem berstenden mund
die galle hervorbricht
und endlich
das letzte tor sich verriegelt

find ich IHN endlich
zum greifen
nah in der ferne des steinwurfs
allein
und knie mich zu IHM.

DER FÜR UNS BLUT GESCHWITZT
ER
wusste warum
und
ER weiß.

Linus David [23]

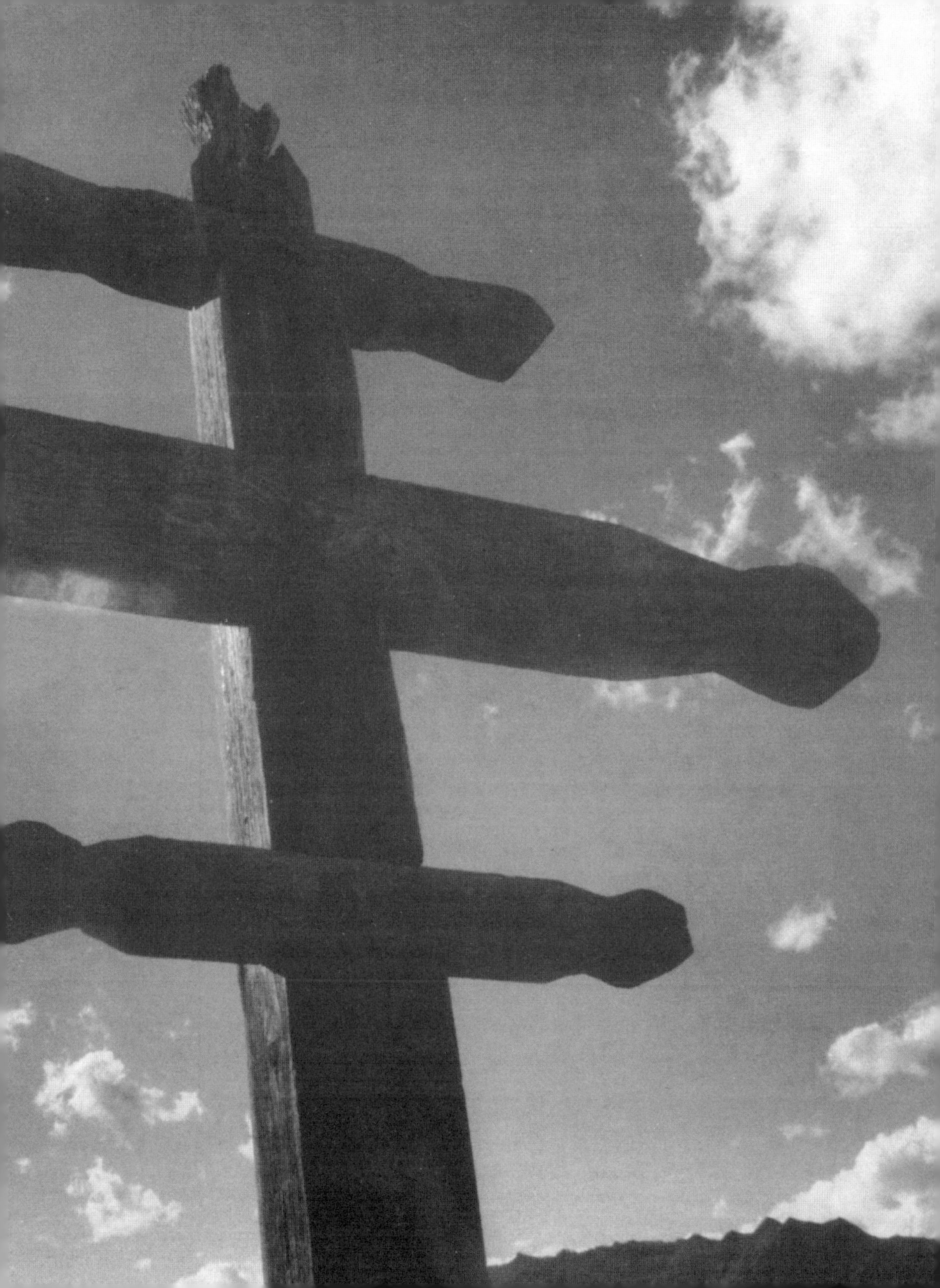

6.

»In Deine Hände ...«

■ Die in den nächsten drei Kapiteln vorgestellten Jugendlichen (Elisabeth, Josef und Selma) litten alle seit ihrer Kindheit an schwersten Erkrankungen. Alle Begegnungsgeschichten finden in deren Jugend- und Erwachsenenalter statt. Dabei werden zentrale Lebens- und Glaubensfragen von ihnen selbst aufgeworfen: die Frage nach dem Aushalten tiefster Angst, nach dem Sinn schrecklichen Leidens und der Wegbegleitung Gottes im Leiden.

Elisabeth wurde 1967 geboren und starb im Jahre 1988. Sie ertrug in bewundernswerter Haltung das Wissen um jene unheilbare Krankheit, die ihr zum Schicksal wurde, hieß es in der Sterbeanzeige. Elisabeth litt von Geburt an an Mukoviszidose, eine Krankheit, die ihr ein Leben lang nie genügend Luft ließ. Immer war da ein zäher Schleim, der die Bronchien und die Atemwege verstopfte.
Aber Elisabeth blieb stark. Im Sternzeichen des Löwen geboren, immer dem Leben zugewandt, kämpfte sie wie eine Löwin, erinnert sich ihre Krankengymnastin: Viel mehr als sie ihr habe geben können, habe Elisabeth ihr selbst gegeben und beigebracht – vor allem ihren Lebensmut, ihre Kraft, Geduld und ihren Humor. Rückblickend stellt sie fest: »Elisabeth war für mich etwas Besonderes. Der Spruch auf ihrem Sterbebild › Jedes Leben hat seine Größe‹ (Amiel) könnte nicht passender sein.«
In einer Situation äußerster Schwäche, in tiefster Verlorenheit und Angst, zeigt sie ihre ganze innere Größe und Weite. ■

Nächtliches Ringen mit der Angst

»Ein Leben lang krank, von Geburt an schon, kämpfe ich meinen Lebenskampf. Jetzt weiß ich, dass ich zu müde bin, um zu leben. Aber ich will doch noch nicht sterben. Mit meinen 21 Jahren bin ich doch noch zu jung.

Und heute spüre ich schon den ganzen Tag: Wenn ich einschlafe, dann wache ich nicht mehr auf. Dann sterbe ich, dann tue ich meinen Eltern und all meinen Lieben weh. Ich beleidige sie dann so arg, dass sie nur noch traurig sein können.

Wie viel Uhr ist es denn überhaupt?«

Es ist 2.30 Uhr, Donnerstag nachts. Elisabeth eröffnet das nächtliche Gespräch mit einer eindringlichen Klage über ihre ausweglose Situation. Der Morgen dämmert bereits. Erstes Vogelgezwitscher ist zu hören. Mit aller Anstrengung holt sie Luft, ein unüberhörbares Geräusch. Schleim hat sich wieder in der Lunge festgesetzt.

Der Vater, draußen vor der Tür, hört es, aber er will uns nicht stören. Irgendwie kommen wir zurecht mit einer Nierenschale und Zellstoff. Das zähe Element löst sich auch noch, bald ist Erleichterung da. Viel Kraft war notwendig, die letzte Kraft.

Der Atem wird kürzer. Mühsames Einziehen der Luft zum Leben, stoßweises Zurückgeben. Elisabeth ist ganz tapfer. Sie wird müde, abgrundtief müde und schläft ein. Ganz kurz nur, dann schreckt sie zusammen, will sich rasch aufsetzen, doch es fehlt die Kraft dazu.

»Nein, ich habe Angst, unglaubliche Angst«, beginnt sie wieder.

»Angst, ich könnte einschlafen und sterben. Und ich darf doch nicht, und ich will auch nicht. Ich will bei meinen Liebsten bleiben!«

Wieder dieses kurze Atmen. Sie muss sich im Liegen ausruhen. Sie muss »stehen bleiben« und sich ganz auf die Luft konzentrieren. Ihre ganze Energie braucht sie dazu. Gut, dass ich das von erwachsenen Mukoviszidose-Patienten kenne. Und ich bin jetzt dankbar für dieses Wissen. Das gibt mir in meinem ohnmächtigen Dabeisitzen viel innere Harmonie. Mit dummen Verlegenheitssprüchen kann man nicht helfen und beistehen, sondern nur wehtun, beleidigen und alle Beziehungen für immer vergiften.

»Elisabeth, ich bin doch hier bei dir. Ich spüre deine Hand, schau!«, sage ich.

Die Augen gehen auf und ein Lächeln verzaubert alles.

Elisabeth war immer so: Hellwach, freundlich, diskret, lustig und dann wieder sehr behutsam. Sie lebte Nähe und Distanz; das machte sie so angenehm. Das Pflegepersonal freute sich daran, wie sie sich entwickelte und ihre Persönlichkeit entfaltete: ein Mensch mit außergewöhnlichen Geisteskräften, eine Persönlichkeit mit einer unglaublichen Güte.

»Zuerst nimmt Er mir die Freude und dann mein Leben! Michael, ich habe Angst, Angst davor, dass ich einschlafe und nicht mehr aufwache!« Wieder setzt sie in ihrer Verzweiflung an.

»Elisabeth, danke, dass du mich in diese Morgenstunde geholt hast. Draußen ist der Morgen schon ganz zart aufgewacht!«, antworte ich behutsam.

»Aber ich habe Angst und muss dir das sagen!«, erwidert sie.

»Angst gehört zu unserem Leben«, meine ich, »und auch Furcht. Angst, du könntest alles verschlafen, du könntest einschlafen und nicht aufwachen. Angst, du könntest deinen Eltern wehtun.«

»Ich will nicht einschlafen, weil ich Angst davor habe! Ich bin doch noch so jung. Ich möchte doch noch länger leben!«, entgegnet sie wieder.

»Elisabeth, das verstehe ich gut. Warum mir Gott 48 Jahre gegeben hat, weiß ich nicht. Warum ich manchmal bei ganz kleinen Kindern erlebe, dass sie nur kurze Zeit leben, verstehe ich auch nicht.

Zeit spielt doch keine Rolle, wichtig ist eigentlich nur das Leben, dass ich lebe, dass ich alles im Leben bejahe. Es gehört mir, zu mir.

Aber ich kann nur so reden, weil ich mich umgeben weiß, von Menschen, von Erlebnissen, ja in allem von dem ewigen Gott, der zeitlos ist, bei dem meine Zeit geborgen ist – meine Geschichte, mein Denken, mein Tun, mein Begehren, mein Wollen, mein Versagen, mein Gehen und Ruhen.«

»Weißt du, und trotzdem habe ich Angst, dass ich einschlafe!«, entgegnet sie und fügt hinzu:

»Zuerst nimmt mir Gott die Freude und dann das Leben. Warum, wenn ich doch noch leben möchte, so gerne leben möchte?«

Ganz direkt trifft dieses Vermächtnis.

»In Deine Hände sei alles gelegt«

Mittlerweile ist es draußen fast hell geworden. Elisabeths Vater ist gekommen und hält sie an den Händen. Ganz sanft, ganz väterlich. Michael Först setzt nochmals mit einer Antwort an:

»Ich verstehe deine Angst ganz gut. Manchmal habe ich auch eine unerklärliche Angst. Weißt du, was ich jeden Abend bete?! Gott, erhalte mir meinen Kindskopf, wenn es geht, recht lange. Und dabei lege ich mich offen wie ein Kind ins Bett und spreche: »Ich danke dir, ewiger Gott – für alles von heute und morgen!«

Elisabeth lächelt, so geisteserfüllt und weise, so nahe und doch schon alles umfassend.

»Vielleicht ist das die Hilfe, die Angst überwindet: Herr, IN DEINE HÄNDE sei Anfang und Ende, sei alles gelegt!«, meine ich dann.

»Aber das kann ich nicht sagen. Ich möchte doch noch so gerne leben. Ich habe doch noch nie vom Sterben geredet. Soll ich wirklich sterben? Nein, ich möchte noch leben!«, antwortet sie.

Sanft kommen diese Worte, wie ein Schlussstrich, der in einer Wellenlinie gezogen wird, mit Ja und Nein. Aber er wird gezogen. Elisabeth spricht von ihrem Sterben, von ihrer Dynamik, mit ihrer feinsten Sprache. Es sind gewählte Worte. Ein Vermächtnis gibt sie weiter.

Wie viel Kampf, Bedrohung und Traurigkeit, wie viel Leid und Neubeginnen, Müdigkeit und Kraft stecken hinter dieser Aussage. Angst davor, dass alles umsonst gewesen sein könnte.

»Ich verstehe dich auch, dass du nicht so reden kannst: ›Herr, in deine Hände, sei Anfang und Ende, sei alles gelegt!‹« erwidere ich vorsichtig. »Wir, du, ich, dein Vater, deine Mutter, wir alle als Menschen leben mit der Angst. Von uns aus können wir sie nicht wegtun, sie gehört zu unserem Leben. Wir sind ihr ausgeliefert, aber nicht übergeben. Ich erinnere mich jetzt an die Liedzeile ›14 Englein um mich steh'n‹: Zwei zu meiner Rechten, zwei zu meiner Linken, zwei zu meiner Seite, zwei zu meinem Haupte, zwei zu meinen Füßen – überall. Engel Gottes, das heißt überall um mich herum, in mir, durch mich!«

Ein Lächeln geht über das Gesicht, ein Spüren und Tasten durch ihre Hand, mit der sie meine Hand hält. Eine Ahnung findet ihren Ausdruck, bringt Bewegung, greift nicht in die Leere, bewegt, drückt, teilt mit. Unendliche Weite öffnet das Krankenzimmer, lässt den Vater, der draußen sitzt, der uns alleine gelassen hat, ganz nahe sein, nimmt mich mit hinein, ermutigt mich.

»Elisabeth, weißt du, in unserem Glauben dürfen wir alles aussprechen, auch die Angst, auch die Sorgen«, fahre ich fort. »Das ganze Leben, die ganze Geschichte. Es gibt auch ein Zeichen dafür, die ganze Nähe Gottes zu erleben. Du kennst ja die Krankensalbung, das heißt: alle Sinne stellen wir in den Bezug zu einem lebendigen Gott. Unser Denken, unsere Augen, den Geruchssinn, das Gehör, den Mund, die Hände, die Füße und das Herz, einfach alles, rundum. Es soll gut sein und gut bleiben, was wir sind. Unsere Geschichte, unsere Vergangenheit, die Gegenwart und auch die Zukunft soll gut bleiben. Ich kann so reden, weil ich das alles erfahren habe: In uns allen steckt göttliches, d.h. ewiges Leben, das in Gott geborgen, gehalten und erhalten wird.«

Mit einem Ja bekräftigt Elisabeth ihren Wunsch, die Krankensalbung zu empfangen. Ruhe kehrt ins Zimmer ein. Es gibt jetzt keine Zeit und keinen Raum, der trennt. Alles ist in diesem Augenblick beim ewigen Gott geborgen, schreibt ihr Begleiter rückblickend.

Menschliche Zeichen der Nähe Gottes

In der mystischen Tradition des Christentums wird immer wieder betont, dass es eine Kunst im Leben sei, das eigene Leben auf Gott hin »loszulassen«. Sterben und Todesangst können ein entscheidender Testfall dafür sein. Es gibt dieser Tradition zufolge nur einen Weg, diese letzte Angst wirklich zu überwinden, nämlich sich nicht an das Leben zu klammern, es nicht als einen Besitz zu betrachten.

Die Antwort »Herr, in deine Hände sei Anfang und Ende, sei alles gelegt« zielt genau darauf ab, das Leben aus den eigenen Händen in die Hände Gottes zu übergeben. Ihr Begleiter verknüpft diesen gedanklichen Faden mit dem Angebot der Krankensalbung, in seinen Augen ein ganzheitlicher Ausdruck dafür, dass das ganze menschliche Leben bis zum letzten Atemzug und darüber hinaus »in Gott geborgen, gehalten und erhalten wird«. Wieder gerät die biblische Verheißung von der Nähe Gottes in Angst und Leiden an eine sprachliche Grenze und ruft nach einer eindringlichen Erfahrung.

Ein intensiver Prozess der Begleitung und der heranführenden Gespräche war vorausgegangen. Die Krankensalbung erscheint, ähnlich wie bei Tilo, wie die offizielle Besiegelung eines langen Weges, dessen Verlauf sich zunächst gleichsam inkognito vollzieht und nun ausdrücklich bestätigt wird: Das Leben ist an eine Grenze gelangt, an der der Blick in eine andere Welt frei werden kann. Eine solche Situation bedarf eines »Übergangsrituals«.

Das mit Balsam vermischte Salböl (Chrisamöl), jedes Jahr am Gründonnerstag feierlich geweiht, dient keinem medizinischen, sondern einem religiösen Zweck. Es vermittelt die Nähe Gottes und ist eingebettet in eine kleine liturgische Feier. Immer sind dabei die menschlichen Hände im Spiel. Der Geistliche beginnt mit einer feierlichen Handauflegung, salbt den Kranken dann mit dem Kreuzzeichen auf der Stirn und auf den Händen und bittet dabei um den rettenden Beistand Jesu Christi.

Sheily Cassidy schreibt: »Nach meiner Erfahrung ... haben Menschen, die auf den Tod zugehen, ein besonders dringendes Bedürfnis nach menschlicher Wärme und ehrlicher, direkter Kommunikation.«[24] Der Umgang mit Schwerstkranken und Sterbenden muss deshalb eine »sehr praktische und bodenständige Angelegenheit

Bleibe bei uns

Du
geh nicht weg
jetzt wo die kühle des abends
wo mich die kälte des winters umfängt
Du – geh nicht weg –
geh nicht ausgerechnet jetzt

BLEIBE BEI UNS
da nun das licht uns entschwindet
da nun die finstere nacht uns umhüllt
LICHT ALLER VÖLKER DU – BLEIBE BEI UNS!

Jetzt wo mich alle verlassen
wo mich mein weg in die einsamkeit führt
lass DU DICH nun finden –
lass wenigstens jetzt DU DICH finden

lass jetzt DICH uns finden – BRICH UNS DAS BROT
gib wenigstens jetzt -
gib jetzt DICH uns ZU ERKENNEN

DA ES NUN ABEND WIRD BLEIB –
BLEIBE BEI UNS!

Linus David [25]

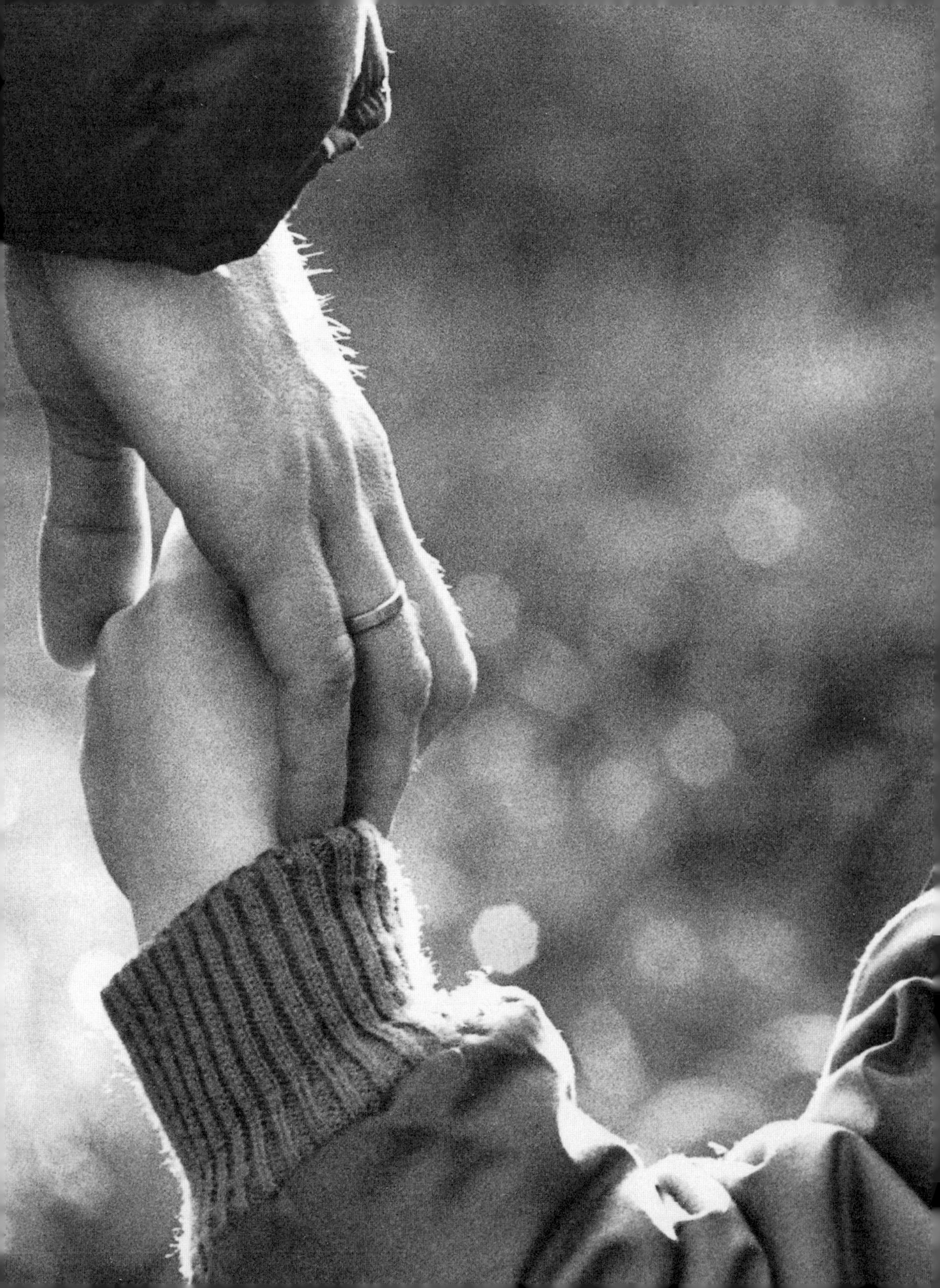

sein«. Die Begleitung todkranker Menschen braucht geduldige Phasen des Hinhörens und Wartens, trostreiche Worte, schließlich vor allem jene menschliche Zeichen, ohne die gut gemeinte Worte kalt und leer blieben: Halten der Hand, Abwischen des Schweißes von der Stirn, Streicheln und Wiegen des anderen.

Die Erfahrung der Nähe Gottes braucht menschliche Zeichen. Menschliche und göttliche Nähe gehen Hand in Hand. Wo Menschen da bleiben, aushalten und den anderen halten, wird auch jener Gott erfahrbar, von dem es im Buch der Psalmen heißt: »In deine Hände lege ich voll Vertrauen meinen Geist« (31,6). Es ist jener Vers, den der Evangelist Lukas Jesus als seine letzten Worte am Kreuz sprechen lässt.

7.

»Hergeben, nicht aufgeben«

■ Josef, aus einem kleinen Dorf, starb nach einem langen Leidensweg zwanzigjährig. In allem hat Josef eine beeindruckende Würde bewahrt und mit klarem Bewusstsein seine Signale und Botschaften gesetzt. Seine außergewöhnliche Lebens- und Leidensgeschichte wirft immer wieder die Frage nach dem Warum des Leidens auf. Josefs Signale und Botschaften konzentrieren sich auf eine Lebenshaltung, die diese Frage aus- und durchhalten lässt statt aufzugeben. Aber damit nicht genug: Der Spruch auf seinem Sterbebild gibt seine Botschaft ausdrücklich weiter, nämlich das Leben »herzugeben statt aufzugeben«. ■

Immer wieder »warum?«

Josefs Kindheit wird von seiner früh diagnostizierten Bluterkrankheit bestimmt. Da sein lebendiges Temperament ihn nicht vor jeglichen Verletzungen bewahren kann, ist immer wieder eine stationäre Behandlung im weit entfernt liegenden Krankenhaus nötig. Sehr bald sagen die Ärzte, Josef sei vorsichtiger als ein rohes Ei zu behandeln. Mit zunehmendem Alter steigern sich die inneren Gelenks- und Muskelblutungen, die nur durch eine sofortige Behandlung gestillt werden können. Die Familie hat sich auf eine ständige Notfallsituation einzustellen.

Die Schulzeit bringt etwas Entlastung. Josefs Zustand stabilisiert sich, er nimmt am Gemeinschaftsleben seiner Umgebung teil. Vor allem der Tennissport hat es ihm angetan, dort fühlt er sich am wohlsten. Er absolviert die Ausbildung zum Tennislehrer und wird, seiner Natur entsprechend, ein geselliger junger Mensch, der sich von seiner Krankheit in keiner Weise unterkriegen lassen will.

Doch immer wieder holen ihn schwere Schicksalsschläge ein: Ein nicht verschuldeter Fahrradunfall, infolgedessen ein Schädelbruch mit Gehirnblutung, die Einlieferung per Rettungshubschrauber ins Klinikum. Sehr bald stellt sich die Frage: Warum immer mir? Genügte nicht schon das vergangene Leid?

Mittlerweile sind immer mehr Schlagzeilen von HIV-Infektionswegen zu lesen. Da Josef, mittlerweile 14 Jahre alt, immer wieder Blutpräparate verabreicht bekam und bekommt, zieht sich eine quälende Ungewissheit über viele Jahre hinweg hin. Schließlich werden er und seine Angehörigen bei einem Arzttermin mit der schrecklichen Diagnose konfrontiert: »HIV-infiziert.« Fassungslosigkeit bei allen, und immer wieder die Frage: Warum?

Hinzu kommt jetzt eine gewisse Einsamkeit, die alle betrifft. Mit niemand kann man darüber reden. Die Angst, verachtet und ausgestoßen zu werden, ist groß. Josef zieht sich, wie sich der Vater erinnert, immer wieder zurück und will nichts mehr hören. Was er innerlich ausgestanden haben mag, entzieht sich der Kenntnis Außenstehender.

Josef sucht jedoch weiterhin den Kontakt zum Leben, hält seine Tennisstunden, geht mit seinen Freunden aus und lässt sich nichts anmerken. Drei bange Jahre folgen, in denen man den Ausbruch der Krankheit befürchtet. Schließlich treten die ersten Symptome auf, wieder folgt ein Klinikaufenthalt. Josef verfällt immer mehr der Apathie, das Gespräch mit seinen Eltern reißt ab. Die Merkmale einer HIV-Infektion prägen sich immer stärker aus.

In dieser Zeit scheint nicht nur für Josef, sondern auch für seine Eltern und Geschwister eine Welt zusammenzubrechen. Fragen nach Gottes Hilfe und nach dem Grund eines schrecklichen und unschuldigen Leidens haben alle ergriffen. Josefs physischer und psychischer Zustand hat mittlerweile einen äußersten Tiefpunkt erreicht.

In einer Nachtstunde, in der er von tiefer Unruhe ergriffen wird, die Eltern ratlos an seinem Bett sitzen, spricht Michael Först lange mit Josef und spendet ihm die Krankensalbung. Auffallend ist, so die Eltern, dass von dieser Zeit an Josef sehr ruhig und gefasst wirkt. Zudem stellt sich eine gesundheitliche Besserung ein, sodass Josef das Weihnachtsfest in der Familie mitfeiern kann. Für eine kurze Zeit geht es mit seinem Befinden aufwärts. Bald darauf aber verschlechtert sich das Krankheitsbild bei Josef wieder. Mehrere Operationen folgen. Eines Tages stellt Josef wieder einmal dieselbe Frage »Warum muss ich so viel leiden?«. Als seine Mutter keine andere Antwort weiß als zu weinen, antwortet Josef tröstend: »Und ich halte das durch!«

Eine bewundernswerte Haltung

Die Bettdecke ist bis zum Kinn hochgezogen – vor mir ein junger Erwachsener. Eine Würde geht von ihm aus, von ihm, der jetzt unter der Bürde Krankheit aus seinem Lebensalltag herausgerissen ist.

Im Innersten bin ich den Eltern dankbar, dass sie in unserer ersten Begegnung den Blick für die Würde ihres Sohnes frei gehalten haben. Keine Vorabinformationen, keine Aufklärung, keine Befunde, keine Diagnose. Offen und frei kann ich sein. Ganz genau dieser Punkt wird zur größten Hilfe.

Die Augen, unbestechlich und offen, hellwach und doch in sich suchend, leuchtend und doch von der Krankheit gezeichnet. Klar und unmissverständlich ist seine Haltung. Er weiß ja um sich und kennt seine Lebensgeschichte, er am allerbesten. Der Mund schweigt, die Augen tasten und berühren mich. Gut, dass ich keine Absicht verbergen muss, denn ich bin absichtslos gekommen, einfach zu Besuch, wie in ein fremdes Haus.

Nichts und niemand stört diese erste Begegnung – wie durch ein Wunder. Es muss wohl eine wichtige Stationsbesprechung gegeben haben. Auch Türen sind draußen nicht zu hören. In der Stille eines Krankenzimmers ereignet sich Begegnung. Und wieder gibt der Kranke den Ton an.

Ein Gespräch beginnt. Eine neue Form, für mich erstmalig. Es ist wie ein Spaziergang durch meine Seelenlandschaft. Josef hört. Seinen Augen gibt er Ausdruck. Dann, wenn wir uns auf diesem Spaziergang ausruhen möchten, schließt er behutsam, einladend Platz zu nehmen, seine sanften, aber auch blitzenden Augen. Ist es genug mit der Ruhe, weist er mit einem freundlichen Blick die neue Richtung, so als würde er sagen: Kommt, lasst uns weitergehen, es gibt ja noch einen interessanten, langen Weg!

Josef hat mich sehr bald gelehrt, hörend zu sprechen, ganz aufmerksam zu sein. Er, der Kranke, gibt die Zeit, gibt mir Sprache, stimmt meine Worte ein. Nicht mein eigenes Wollen, so wie denke, wird führend. Ganz anders, das innerste Wohlbefinden eines Menschen, der seine Schmerzen, seine

Zweifel empfindet und erlebt, erfüllt mich mit Staunen, beschenkt mit neuen Schätzen, gibt Kraft und Mut.

Hinter der Fassade eines von Schmerzen und Leiden gezeichneten Lebens dringt immer mehr die Haltung eines außergewöhnlichen Menschen durch. Und immer mehr erschließt Josef sein Leben, behutsam und still sendet er seine Signale und Botschaften.

Josef behält nichts für sich und gibt als Tennis-Trainer sein Können und Wissen an andere weiter. Es ist die Sprache eines Menschen, der Geborgenheit zu Hause erlebt, der Hilfe erfährt, der aus tiefster innerer Freude offen ist für das Schöne und Gute. Jetzt in der schweren Not, in den fürchterlichsten Tiefen, in die Krankheit und Leid führen, wird dieser Schlüssel nie verloren.

Ein junges Leben in der Sinnfrage des Daseins, mit kritischem Verstand, gezwungen und gefesselt, herausgerissen aus seiner blühenden und erfrischenden Umgebung. Die Freude am Leben, die Hoffnung im Studium, das Mitgestaltenwollen unserer Welt, das herzliche Lächeln, die einladende Teilnahme an der Musik, der Kunst und allem Schönen, das Alles-in-Frage-Stellen, fordert ein uneingeschränktes »Ja« und »Ich will leben«.

Josef hat angefangen, in stillen Zeiten seine Signale und Botschaften zu senden. Behutsam spricht er von dem, was in ihm klar wird. Er will keinem wehtun und niemanden verletzen und erwidert die Liebe seiner Angehörigen mit unglaublicher Geduld. Die Größe seiner Seele wird vornehme und rücksichtsvolle Formen zeigen. Ein Lächeln, ein besinnliches Hören, indem er die Augen schließt, ein herzliches Freilassen ermutigen alle, sich mit Würde zu verabschieden und mit unverstelltem Blick wiederzukommen. Seine Ausstrahlung täuscht nicht vor. Er geht seinen Weg.

Gerade in Josefs letzten Lebensmonaten spürt sein Begleiter dessen Ringen um eine Antwort auf die Frage »Warum?«. Sie durchzieht all sein Dasein, jetzt, da die Kräfte schwinden.

Der Aufschrei zu Gott wird zum leisen Weinen, spürbar in einem Erzittern nach innen. »Was kommt noch alles? Hast du mich ganz verlassen?« Jeder Tag hat seine eigene Botschaft. Manchmal ist es ein kurzes Aufleuchten, manchmal eine unendliche unaussprechbare Niedergeschlagenheit. »Warum das alles, dieses unschuldige Leiden, dieses schreckliche Schicksal, für das der junge Mensch gar nichts kann?!«

Das Leben hergeben

Bald muss er sich zu einer letzten Operation entscheiden. Sachlich sind die Fragen und Antworten, direkt, unausweichlich; in Prozenten wird das Überleben ausgedrückt. Josef sagt aus seiner in sich stimmigen Seele heraus: »Nein«. Ganz liebevoll nehmen ihn die Eltern und die ganze Familie in ihrer Mitte mit nach Hause. Michael Först besucht ihn ein letztes Mal. Und wieder kommt er ins Spiel, der feste Punkt. Wieder zeigt sich der große Bruder, lange verborgen und doch immer gegenwärtig – jetzt im Zeichen des Birkengrüns.

Fronleichnam, ein großes kirchliches Fest. Am Marienplatz, dem Mittelpunkt Münchens, habe ich ein Birkengrün abgebrochen, mit dem der Altar für die Feier der Erlösung durch Jesus Christus festlich geschmückt ist.

»Josef, ich hab' dir heute etwas mitgebracht!«, sage ich.

HERGEBEN, NICHT AUFGEBEN!
Viele Erlebnisse stehen dahinter und dafür.

Erschütterungen in allen
Höhen und Tiefen
umgreifen diesen Gedanken
mit Herz und Verstand
und Lieb und Seele.

Auf die Frage »Warum?«,
oft gehört, oft gestellt,
jedes Mal neu und brennend,
durchlitten und ungelöst.

Hergeben, nicht aufgeben!
Augen, die weitersehen,
Herzen, die darüber hinaus schlagen,
Geist, der demütig ahnt
und geschehen lässt,
Seele, unsterblich.

Warum der Weg
so durch das Leben geht,
gibt dem »Warum?«
ruhelos Kraft.

Ein Leuchten, ein strahlender Blick machen mich froh. Die Eltern lassen uns unsere Weile.

Eine Kraft, die uns alle stark macht, erfüllt das Zimmer, das ganze Haus. Eine Kerze, ein Licht, frisches Birkengrün und Blumen, wir teilen himmlisches Brot.

Auf der Heimfahrt weiß ich, Josef hat sein »Ja« erneuert und mir seine Ermutigung auf meinen Lebensweg gegeben.

Im Text seines Gedenkbildes (vgl. S. 101) gibt er alles allen weiter: Erlösung geschieht, Auferstehung ist unsere christliche Kraft.

In die Weite eines neuen Gottvertrauens

»Mein Gott, mein Gott, warum hast du mich verlassen?« Diese im Matthäus- und Markusevangelium überlieferten Worte Jesu am Kreuz sind einem Psalm entnommen (Psalm 22,2), der wie kein anderer die ganze Leidensgeschichte des Menschen vor Gott fragend und klagend zur Sprache bringt. »Warum hast du mich verlassen?« Annähernd die Hälfte der alttestamentlichen Psalmen sind ähnliche Klagepsalmen. Das Ringen mit der Frage nach dem Warum und damit auch das Ringen mit Gott durchziehen wie ein roter Faden die Welt der Bibel. Immer wieder steht dabei angesichts schrecklichsten und unschuldigen menschlichen Leidens die Beziehung zu Gott auf dem Spiel. Das Buch Hiob ist dafür nur eines von vielen Beispielen.

Grund zur Klage hatte zur Genüge auch der schwerst kranke Josef. Viele Verse des Psalms 22 hätten wohl ebenso seine Worte sein können. »Erschütterungen in allen Höhen und Tiefen« liegen hinter ihm, die Frage »Warum?«, »oft gehört, oft gestellt, jedes Mal neu und brennend, durchlitten und ungelöst«, hinterlässt er im Text seines Sterbebilds. Doch ähnlich wie im weiteren Verlauf des Psalms 22 gibt es auch in Josefs Text einen bemerkenswerten Umschwung von der Klage vor Gott zum Vertrauen in Gott.

So wie der Psalmist am Ende des Psalms sich von Gott in seiner Klage erhört fühlt, in seinem Leid von ihm getragen weiß und er seinen Namen zu preisen beginnt, so bringt auch Josef einen im Leiden und in der Klage gefundenen überraschenden Hoffnungsfunken zum Ausdruck: »herzugeben, statt aufzugeben.« Und das, obwohl sich seine äußere Situation nicht geändert hat, kein Wunder geschehen ist und das Leiden vielmehr andauert. Das »Auge sieht weiter«, der »Geist ahnt demütig«: Das Tor zum Leben geht nach außen auf, aus der Enge in die Weite. »Ruhelose Kraft« stellt sich angesichts dessen ein, wie der Weg »durch das Leben geht«.

Kennzeichnend für viele in der Bibel festgehaltenen Erfahrungen mit Gott ist: Fragen und Klagen bleiben letztlich nicht in verbitterten Anklagen stecken. Vielmehr scheint im Prozess des Fragens und Klagens auf einmal ein unerwartetes Licht auf. Am tiefsten Punkt ihrer Not kommt der Glaube von Menschen zum Vorschein, dass Gott *trotz allem* nahe ist. Die Beziehung zu ihm hat sich im Prozess des Suchens, Fragens und Klagens gewandelt. Aus dem im eigenen Leiden für abwesend und teilnahmslos geglaubten Gott wird die unmittelbare Erfahrung: Gott, du bist mir nahe in der Not (vgl. Psalm 91).

Die mit diesem Prozess verbundenen Fragen und Klagen haben ihre unverzichtbare Bedeutung. Besonders die Frage »Warum?« muss immer wieder ausgesprochen und hinausgeschrien werden. Aber sie wird auch in der Bibel letztlich nicht beantwortet. Auch Jesus hat auf die Frage »Warum?« keine theoretischen, allgemein gültigen Erklärungen gegeben. Er hat vielmehr – ganz praktisch – dadurch geantwortet, dass er Menschen in Leid- und Notsituationen nahe war und ihnen konkret beistand. Jesus selbst schreit auch als Gottes Sohn am Kreuz diese Frage »Warum?« hinaus und bleibt darin ganz Mensch. Im Brief an die Philipper heißt es: »Er war Gott gleich, hielt aber nicht daran fest, wie Gott zu sein, sondern entäußerte sich und wurde wie ein Sklave und den Menschen gleich. Sein Leben war das eines Menschen; er erniedrigte sich und war gehorsam bis zum Tod, bis zum Tod am Kreuz« (2, 6f.).

Aus Liebe

Was zählt wird bleiben
was bleiben wird
zählt
in deinem leben

das bleibend gezählte
in deinem leben ist
liebe

BLEIB IN DER LIEBE – was du
einmal gegeben aus liebe
zählt für dein leben
was dir
einmal gegeben aus liebe
bleibt dir vom leben
was sonst?

Zähle nicht
was du aus liebe ver-
gibst

hat nicht auch ER
aus liebe
SICH drangegeben für dich
und zählt
in deinem leben?

Linus David [26]

8.

»Du nahmst mich bei der Hand«

■ Selma litt seit ihrer Geburt im Jahre 1972 unter einem angeborenen Herzfehler. Mehrere Operationen und Klinikaufenthalte prägten ihre Kindheit und Jugend. Auch die Münchener Kinderklinik hatte sie immer wieder aufzusuchen.
Um die Jahreswende 1992/93 verschlechterte sich ihr Gesundheitszustand zusehends. Selma war nur noch ans Bett gefesselt – eingekeilt in ein Heer an Apparaten. Woche für Woche wurde sie immer schwächer. Letzte Hoffnung bot nur eine Herztransplantation. Doch es sollte nicht mehr so weit kommen. Die Zeit verstrich, Selma war zu schwach für eine lebensrettende Operation.
Selma konnte in dieser letzten Zeit nicht mehr sprechen, sondern nur noch leicht mit dem Kopf nicken. Und doch war sie bis zuletzt erfüllt von einem ungebremsten Lebenswillen und nahm am Leben ihrer Umgebung liebevoll Anteil. ■

Es geht nicht mehr weiter

Michael Först betrachtet interessiert und neugierig ein von Selma gemaltes Bild. Eine wunderbare Landschaft ist darauf zu sehen. Ein See und Ufergebüsch in herbstlicher Stimmung, im Hintergrund die Berge (vgl. S. 109).

»Darf ich dir das Bild erzählen?«, beginnt sie leise. Dabei lächelt sie und die Augen leuchten und strahlen.

»Ein stiller, ruhiger See, die kleine Uferbucht, das Schilf ... siehst du die Berge? Sie sind so steil und so hoch. Oft wollte ich da hinaufsteigen, aber ich habe es nicht geschafft. Manchmal war ich fast oben, und dann musste ich stehen bleiben. Es ging nicht mehr weiter. Ich wurde zu schwach und musste wieder zurück! Kannst du das verstehen?

Ach ja, du weißt es ja. Immer und immer, immer wieder ging ich diese Pfade. Aber ich kam nicht hinüber. Die Berge sind mir zu hoch!«

Deutlich höre ich hastiges Atmen und ein plötzliches Stehenbleiben.

»Wie oft ergeht es auch mir so ähnlich!«, schießt es mir durch den Kopf. In Worten brauche ich jetzt nicht mehr zu antworten. Die Sprache der Augen haben den Austausch der Seelenkräfte übernommen.

Unsichtbare Führung

Selma ist vollständig ans Bett gefesselt und von den Krankenhausapparaturen abhängig. Auf gewohntem Wege kann sie sich nur mehr schwer verständigen. Diese besonderen Umstände lassen Selmas Signale und Botschaften nur erahnen und erspüren. Und doch führt sie ihr Gegenüber still, aber bestimmt:

Selma nimmt mich an der Hand und sucht auch die andere. Sie führt mich ihren Weg mit ihrer Kraft und Güte.

War es doch so wichtig, dass sich unsere Blicke oft begegnet sind, ohne ein lautes Wort zu sagen. Es waren die ehrlichsten Worte. Jetzt hat sie mich ganz in ihr Leben hineingenommen und führt mich ihren Lebensweg.

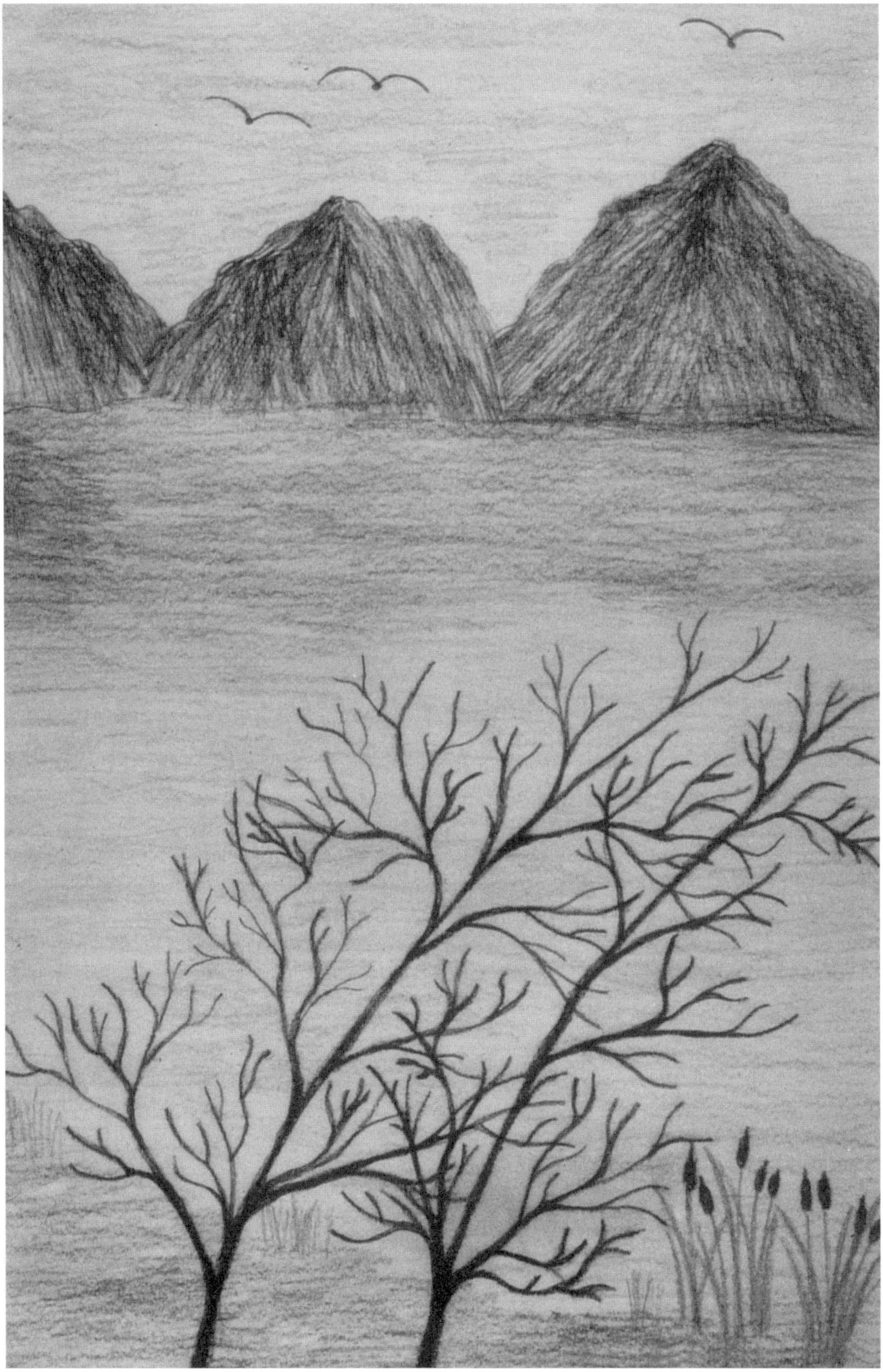

Der Blick in die Seele eines Menschen ist nicht das Werk der eigenen Überlegungen, des eigenen Wollens, der eigenen Anstrengung. Die Tür zur Seele des Menschen öffnet sich einem hörenden und liebenden Herzen. Ich sage Ja zu dir, so wie du bist. Absichtslos, dankbar. Ein Geschenk für mein Leben!

Selma hat wohl geahnt, dass der vor ihr liegende Berg zu hoch ist. Immer wieder hat sie es versucht. Aber »es ging nicht mehr weiter«. Stille Blicke wissen darum. Alle sind von ihrer schweigenden Anteilnahme angetan. »Du hast durch dein Schweigen gesprochen, wohl auch lauter als mit Worten«, schreibt eine Mitschülerin. »Dein Glaube an Gott hat mich fasziniert. Gab er dir die Kraft, die du brauchtest zum Leben?«

Es ist eine Mitternachtsstunde, als Selma auf ihre stille Art und Weise Abschied nimmt:

Mitternacht ist mitten in der Nacht und doch schon die Schwelle zu einem neuen Tag, zu einem neuen Leben. Alles hat Selma dafür bereitet. Feierlich ist ihr Gesicht, erhaben, majestätsvoll ihre Kraft und Würde. Im Kreis ihrer Familie feiert sie jetzt Abschied.

Sie umarmt uns alle und verbindet uns zu ihrem Lebenskreis. Sie wünscht sich ihre Lieder und spielt ihre Lebensmelodie. Sie lässt ihre Kraft, ihre Lebensfülle durch unsere Hände kreisen. Sie bewegt unseren Mund zum Lobpreis und Dank. Himmel und Erde berühren sich und geben den Abschiedsworten eine Kraft, den Pulsschlag für die Ewigkeit.

Die Anwesenden sehen sich in diesem Augenblick ermutigt und an der Hand genommen, bis an die Schwelle einer anderen Welt. Vielleicht wusste Selma andere unsichtbar zu führen, weil sie sich selbst geführt wusste ...

Von der Gewissheit, aufgefangen zu werden

Selmas Wunsch war, wie sich die Mitschülerin erinnert, nach dem Leben »bei Gott zu sein, bei dem, der ihr half, den Weg ihres Lebens zu gehen«. Ihre Kraft sei zwar zu Ende gegangen, aber ihr Glaube sei geblieben. Es war der Glaube, der sich anschaulich in jenem Satz ihres Sterbebildes ausdrückt. »Du NAHMST mich, Herr, BEI DER HAND und führtest mich nach deinem Willen.«

Das deutsche Wort »Glaube« rührt von der hebräischen Wortwurzel »aman« her, was so viel wie »fest, zuverlässig sein« bedeutet. In der Bibel drückt sich darin das Verhältnis der Menschen zu ihrem Gott aus. Glauben heißt, fest und sicher stehen, hoffen, (ver)trauen, sich bergen. Dabei antwortet der Glaube des Menschen auf die oft überraschende und unverdiente Zuwendung Gottes zum Menschen. Gott gibt sich dabei in Lebensgeschichten von Menschen zu verstehen. Als dem Mose vor mehr als dreitausend Jahren dieser Gott in einem brennenden Dornbusch erscheint und sich als Gott Abrahams, Isaaks und Jakobs zu erkennen gibt, der herabgestiegen ist, das Leid der Menschen kennen gelernt hat und Mose beauftragt, das Volk von der Unterdrückung zu befreien, da bittet Mose Gott um seinen Namen. »Da antwortete Gott dem Mose: Ich bin der ›Ich bin da‹« (Exodus 3,14).

Der verstorbene geistliche Schriftsteller Henri Nouwen hat diese Zusage zu erklären versucht: Am Ende seines Lebens faszinierten ihn immer mehr zwei bekannte Trapezkünstler eines Zirkus. Der Mut und das Wagnis, hoch oben im Zirkuszelt ohne Sicherungsseil aufeinander zuzuspringen und vom anderen aufgefangen zu werden, wurden für Nouwen zu einem Bild des Lebens und Sterbens:

»Eines Tages saß ich mit R., dem Leiter der Truppe, in seinem Wohnwagen und unterhielt mich mit ihm übers Fliegen durch die Luft. Er sagte: ›Als Luftspringer muss ich absolutes Vertrauen auf den haben, der mich auffängt. Sie und das Publikum halten vielleicht mich für den großen Star am Trapez, aber der wirkliche Star ist J., mein Fänger. Er muss für mich im Bruchteil einer Sekunde parat sein und mich aus der Luft angeln, wenn ich in hohem Bogen auf ihn zufliege.‹

›Wie klappt das immer?‹, fragte ich ihn zurück. ›Nun‹, sagte R., ›das Geheimnis besteht darin, dass der Flieger nichts tut und der Fänger alles! Wenn ich auf J. zufliege, muss ich bloß meine Arme und Hände ausstrecken und darauf warten, dass er mich auffängt ...‹

›Und sie tun dabei nichts!‹, erwiderte ich ziemlich überrascht. ›Nein, gar nichts‹, wiederholte R. ›Das Schlimmste, was der Flieger tun kann, ist, nach dem Fänger greifen zu wollen. Aber ich soll ja nicht den J. auffangen, sondern er mich. Würde ich nach J.s Handgelenken greifen, könnte ich sie brechen, oder er könnte die meinen brechen, und das wäre für uns beide das Aus! Ein Flieger soll nichts als fliegen, ein Fänger nichts als auffangen; und der Flieger muss mit ausgestreckten Armen völlig darauf vertrauen, dass sein Fänger im richtigen Augenblick nach ihm greift!‹

Als mir R. das mit so großer Überzeugung sagte, kam mir der Ausspruch Jesu in den Sinn: ›Vater, in deine Hände lege ich meinen Geist!‹ (Lukas 23,46). Sterben heißt, völlig auf den Fänger vertrauen! Und wenn man sich eines Sterbenden annimmt, sagt man zu ihm: ›Hab keine Angst. Denk daran, du bist Gottes geliebtes Kind. Er wird zur Stelle sein, wenn du deinen großen Sprung machst. Versuch nicht, nach ihm zu greifen, denn er greift nach dir. Streck einfach die Arme und Hände weit aus und vertrau, vertrau, vertrau.«[27]

Spürsinn für ewiges Leben

Menschen in äußerster Verletzlichkeit und Schwäche wurden auf den vorangegangenen Seiten vorgestellt: Kinder, die ihre Ängste und Einsichten nicht hinter Masken verbergen, Jugendliche und junge Erwachsene, die scheinbar ohnmächtig mit leeren Händen dastehen und doch so viel zu geben vermögen. Ihr Lebens- und Leidensweg hinterlässt einen tiefen Eindruck. Sie alle werden zu eindringlichen Kundschaftern eines Lebens an der Grenze des Todes. Sie erkunden dabei nicht nur ein Leben im Bewusstsein der eigenen Endlichkeit, sie erkunden zugleich jenes andere Leben nach diesem Leben: das ewige Leben, das in dieses hineinragt. Gerade Schwerstkranke fragen im Angesicht des eigenen Todes danach und reden direkt davon.

Der Gedanke an den Tod lähmt und entsetzt viele Menschen, das vermeintliche Ende wirft schon jetzt ihren Schatten auf sie. Wo Menschen an der Schwelle zum Tod anderen zeigen, dass für sie der Tod nicht das Ende ist, können sie den Blick derer weiten, die sie im Leben zurücklassen. Sie schauen vor allem ewiges Leben, das jedoch von vielen für etwas gehalten wird, das erst nach diesem Leben Bedeutung gewinnt: Da es müßig und spekulativ sei, darüber nachzudenken, wie es einem nach dem Tod ergehen mag, erscheint ihnen die Beschäftigung mit dem ewigen Leben belanglos und sie nicht betreffend.

»Über ein Leben ›danach‹ oder ein ›ewiges Leben‹ gibt es sehr viele wirre Vorstellungen. Ich persönlich glaube ganz fest an das ewige Leben, aber nicht nur als an ein Leben nach unserem physischen Tod ... Das ewige Leben ist nicht irgendeine ungeheure

Noch Geheimnis

Alles ist noch Geheimnis.
Was geschieht,
was entfaltet sich,
was bleibt anwesend.

Veränderung ist spürbar:
    Kraft des Lichts,
    Kraft des Geistes,
    Mächte einer anderen Wirklichkeit,
    Ahnung einer Unendlichkeit.

Geborgenheit veräußert sich,
    wird Wirklichkeit, verzaubert, entrückt,
trägt uns in den ewigen Strom einer alles belebenden
Liebe, die frei macht und glücklich.

Geheimnis des Lebens ereignet sich,
Gesetze des Unendlichen
gehen in unser endliches Dasein,
geben einen anderen Geschmack.

Michael Först

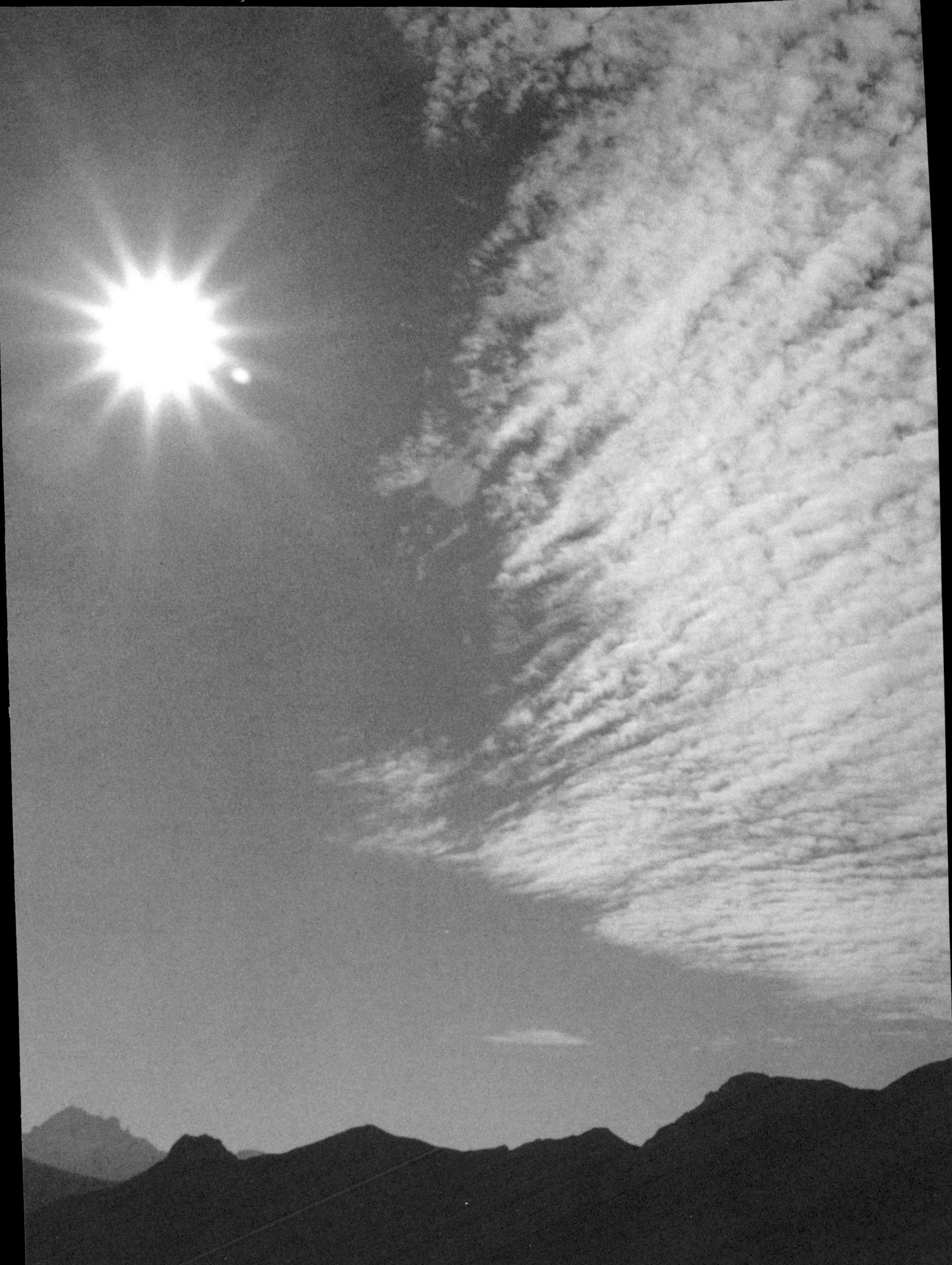

Überraschung, die uns am Ende unseres zeitlichen Daseins blüht; es ist eher das volle Offenbarwerden dessen, was wir schon immer gewesen sind und gelebt haben. Der Verfasser des 1. Johannesbriefs bringt das auf die sehr dichte Formel: ›Jetzt sind wir Kinder Gottes. Aber was wir sein werden, ist noch nicht offenbar geworden. Wir wissen, dass wir ihm ähnlich sein werden, wenn er offenbar wird; denn wir werden ihn sehen, wie er ist.‹ (1 Johannes 3, 2-3)«[28]

Der Glaube an das ewige Leben, den Christen vor Urzeiten ins Glaubensbekenntnis geschrieben haben, bekennt, dass das ewige Leben hier und jetzt schon beginnt. Bedeutet doch ewiges Leben nichts anderes, als hier und jetzt und nach dem Tod in und mit Gott zu leben. Die Trennungslinie zwischen Leben und Tod verschwindet bei dieser Sichtweise. »Von daher gesehen ist der Tod nicht mehr die endgültige Niederlage. Im Gegenteil, er wird zum endgültigen ›Ja‹ und zum Augenblick der Heimkehr dorthin, wo wir in größtmöglicher Fülle zu Kindern Gottes werden können.«[29] Die chronologische Lebenszeit ist demnach »nur ein Abschnitt einer weit größeren und längeren Geschichte ..., die sich weit über die Grenzen unserer Geburt und unseres Sterbens hinaus erstreckt. Ich stelle es mir so vor, dass ich in die Zeitlichkeit hineingeschickt worden bin.« Vor nichts braucht der Mensch folglich Angst zu haben, Sterben sei »die größte Tat der Liebe ..., die Tat, die mich in alle Ewigkeit in die Arme meines Gottes fallen lässt, dessen Liebe für immer fortdauert.«[30].

Teil III

In dunkelheit nistet das licht sich ein
in der nacht
nistet der kommende tag
und die dämmerung
zwingt einen morgen ans licht
ganz sicher.

Jedenfalls
spricht die erfahrung des abends
für fernere tage
verspricht dir das scheidende licht
seit menschengedenken
verlässlich
die rückkehr am morgen.

Vielleicht
nistet auch heute das größere
LICHT im dunkel DER WELT
nistet in dir das licht DER ERLEUCHTUNG
wandelt das dunkel des todes sich mählich
in schatten des kommenden lichts
Vielleicht.

Mag sein
wenn dein tag sich verdunkelt – mag sein
dass dann ein größeres licht
deine nächte durchbricht im
dämmern des morgens
mag sein dass du fortan
wenn sich das dunkel gelichtet
trunken von licht
die dunkelheit preisen wirst
welche den morgen gebar.

Linus David[31]

1.

»Nach oben offen wie eine Schale«

■ Überzeugende spirituelle Begleitung von todkanken Kindern und ihren Eltern, wozu dieses Buch ermutigen will, lebt von der Glaubwürdigkeit, Offenheit und Wahrheitsliebe der Beteiligten. Die hinter den Erzählungen dieses Buches stehende Arbeit Pater Michael Försts ist ein Beispiel für eine solche menschliche Authentizität. An ihm und seinem Engagement lassen sich Elemente einer jeglichen Begleitung von Menschen, nicht nur in lebensbedrohlichen Situationen, ablesen.
Michael Först, geboren 1940 in der Nähe von Bamberg, schloss sich in jungen Jahren dem Franziskanerorden an und studierte in München Theologie. Zum Priester geweiht wirkte er als Kaplan in Freystadt, Bamberg, Nürnberg, Eggenfelden, ehe er 1982 mit der Seelsorge an zwei Münchner Kliniken beauftragt wurde. Parallel dazu gründete er im Jahre 1985 das Projekt Omnibus (vgl. S. 134 ff.) und ermöglichte dadurch den Angehörigen schwerst kranker Kinder einen kostenfreien Aufenthalt in von ihm eigens dafür angemieteten Wohnungen in den Nähe des Kinderklinikums. Viele freiwillige Helfer unterstützten ihn dabei.
Überraschend erkrankte Michael Först im Sommer 1997 sehr schwer. Über viele Monate hing sein Leben an einem seidenen Faden, bis er schließlich am 7. Mai 1998 verstarb. Sein letzter Lebensweg war – rückblickend gesehen – die Konsequenz eines entschiedenen Lebens, in dem er »allen alles« geworden war. Den Kindern und ihren Angehörigen, die in diesem Buch zu Wort kommen und über viele Jahre von ihm begleitet worden waren, war er ein treuer und verlässlicher Freund und Begleiter geworden. In sei-

nem eigenen Leiden und Sterben, das sich an Härte und Dramatik nicht von dem der hier dargestellten Kinder unterschied, wurde er auch ihr Bruder. Nicht nur mitten im Leben, sondern auch mitten im Leiden und Sterben suchte er den Blick nach oben und ein »Leben offen wie eine Schale«. Diese Haltung spiegelt sich in den nun folgenden Texten. Sie entstammen einem Interview von B. Tschurtschenthaler, das sie mit Michael Först führte. Der Text wurde gekürzt, die Interviewfragen durch Zwischenüberschriften ersetzt.[32] ■

»Hilfe für innere Harmonie und Stärke sein« – Was Begleitung ausmacht

Wahrhaftigkeit entscheidet

Für mich ist der Aspekt der Wahrhaftigkeit sehr wichtig. Man muss bei einem Kind dann nicht so herumrühren und sagen: »Ach, wie geht's dir denn? Kopf hoch und Ohren steif, wir packen das schon.« Ich glaube, das sind keine Hilfen, das sind so dünne Stöckchen, die sehr schnell abbrechen, wenn man sich darauf stützt.

Das hat mir einmal ein Kind, ein zwölfjähriges Mädchen, gesagt. Es war für mich ein Urerlebnis: »Weißt du, ich muss mit drei Gesichtern herumlaufen, mit dem Gesicht meiner Freunde, der Ärzte und der Schule, mit dem Gesicht meiner Eltern, und mein eigenes Gesicht darf ich oft gar nicht zeigen.«

Mir ist es wichtig, dass man einfach sagen kann: »Ich verstehe dich, ich achte dich in deiner Krankheit, in deiner Bedrängnis, in deiner Not. Aber du weißt auch, ich begleite dich, du weißt und spürst, ich bin da bei dir.«

Die Situation wahrnehmen und annehmen

Ich möchte Eltern von schwerst kranken Kindern ermutigen, sich mit der Realität zu konfrontieren, dass sie wirklich lernen, mit dem Leben der kranken Kinder umzugehen. Dies ist das eine. Das Zweite betrifft den Kontakt zu den Kindern: Schwer kranke Kinder spüren ihre Bedrohung und wissen viel mehr, als sie nach außen abgeben. Das heißt: Wenn ich schwer kranken Kindern begegne, dann ist der Primärkontakt sehr wichtig. Sie lassen sich in die Seele schauen und dürfen auch in meine Seele schauen, und dann spielt sich ein nonverbaler Prozess ab, wo das Kind sagt: »So, jetzt weißt du, wie es mir geht« und »bei dir ist es verborgen«.

Hier sind also die Eltern, dass sie sich nichts vormachen, und dort sind die Kinder, die oft viel, viel mehr wissen, als die Eltern wahrhaben wollen. Damit umzugehen, beides zu realisieren, das ist für mich die schwierigste und auch die härteste Erfahrung. Denn es ist immer noch Hoffnung da, die man nicht zerstören darf. Schließlich habe ich gelernt, Kinder anzunehmen, von denen ich dachte, sie nicht mehr in der Klinik zu sehen. Und dann sind sie einem wieder entgegengelaufen, waren sie wieder fit.«

Helfen durch Hören

Wenn ich höre und nicht meine Gedanken hineininterpretiere, dann kann ich helfen. Ich selbst hole mir dazu nie eine Information von Ärzten oder Schwestern und lese auch kein Krankenblatt, weil ich dadurch die ganze Spontaneität verlieren würde, sondern höre einfach zu. Die Eltern und der Patient sagen mir selber, um was es geht. – Dadurch bekomme ich sehr viel Einblick in die Krankheiten. Das Kind erzählt mir das. Ich brauche kein Schubladenwissen, sondern die sagen es mir schon. Vielleicht ein außergewöhnlicher Weg.

Die Sprache der Kinder lernen

Manchmal schenken mir Kinder Bilder von sich und sagen: »Schau, das schenke ich dir zum Sonntag.« Das sind dann wunderbare Aussagen. Ich interpretiere die Bilder nicht. Ich gehe nicht her und sage: »Das kenne ich ja schon.« Sondern ich höre mich in die Bilder hinein, und die Kinder erklären mir dann selber, was die Bilder ausdrücken.

Das ist ja die Gefahr, dass man sehr neugierig ist, und man dann sehr von der psychologischen Seite aus der Stärkere ist und sagt: »Ach, das kenn' ich ja –, und damit ist das und das ausgedrückt.« Ich glaube, dass die Kinder oft eine andere Sprache haben, auch eine andere Farbe und auch andere Sensoren.

Ich mache auch viel mit den Sinnen, dass ich z.B. Kindern durchsichtige Glaskugeln zeige. Kinder haben mir das selber gesagt: »Wenn ich da reinschaue und ich die Glaskugel bewege, dann verändert sich alles, wenn ich mich bewege, wenn ich mich in meiner Krankheit nicht einschnüre, dann kann eine ganz neue Sicht kommen.«

Sich vom inneren Wissen der Kinder leiten lassen

Für mich ist das so, dass Kinder ihre schwerste Krankheit schon erkannt haben, bevor wir Erwachsenen das wahrnehmen können. Bevor die Kinder etwas sagen, haben die das schon längst in sich so erwogen. Ich glaube, dass sie sich sehr früh mit der Grenze des Todes oder der Vollendung beschäftigen.

Klar: die Medizin darf nicht aufgeben, muss alles versuchen. Ein Arzt kann nichts unversucht lassen. Er hat sich ja verpflichtet, Leben zu retten. Ich denke aber, dass die Seele im Kind – das ist für mich so ein wichtiger

Punkt – schon viel früher die Prozesse der Vollendung oder des Sterbens ausgelöst und erwogen hat.

Mir hat einmal ein Bub gesagt: »Ich muss dir etwas sagen. Dich kann ich nicht beleidigen, deshalb darf ich dir das sagen.« Sag' ich: »Was denn?« Sagt er: »Ich sterbe bald.« Acht Jahre war er alt. Und dann frage ich: »Wie kommst du denn da drauf?« Er antwortet: »Ich weiß schon drei Jahre lang, dass ich sterbe, aber ich wollte keinen beleidigen, meine Eltern nicht, die Lehrer nicht, die Kameraden nicht, die Ärzte nicht, die Schwestern nicht, dich kann ich nicht beleidigen.« Drei Tage später war er gestorben.

Das sind solche Signale und Botschaften, wenn ich die ganz ernst nehme, dann brauche ich mich nicht zu fürchten, sondern kann Menschen, die vor dieser Grenzsituation der Lebensvollendung stehen, stark begleiten.

Stark begleiten heißt: Dass ich denen nichts vormache, sondern dass ich sie verstehe, und dass ich nicht hilflos bin, sondern dass ich meine innere Stärke, Ruhe und Harmonie einsetze, ihnen auch Hilfe bin, dass sie ihre innere Harmonie und Stärke behalten. Und nicht dieses »Komm, das wird schon wieder, das packen wir schon.«

Von Seele zu Seele – Seelsorge

Die Kinder werden von der psychosozialen Seite sehr gut betreut, hingebungsvoll. Aber für mich gibt es neben dem Körper, der Medizin und dem Gefühl auch noch die Seele. Und ich glaube, in die Seele lässt ein Mensch nur den Menschen schauen, bei dem er sich geborgen und getragen fühlt. Das betrachte ich als meine Aufgabe. Nicht medizinisch oder sozialpsychologisch an den Menschen heranzugehen, sondern unverfangen, von Seele zu Seele.

Deswegen keine Information. Diskretion ist für mich sehr wichtig. Ich rede auch nachher nicht mit Eltern und Betreuern darüber, sonst würde ich das Vertrauen zerstören, und dann könnte ich aufhören.

Nicht ich gebe den Ton an

Nicht ich gebe den Ton an. Das ist vielleicht in der Medizin so. Der kranke Mensch, der Mensch in tiefer Betroffenheit, der hat das Sagen. Und wenn da irgendwo Träume sind oder Worte oder Bilder, von denen ein Normaler sagen würde, der spinnt, dann nehme ich auch diese Bilder ganz ernst und lasse mich von diesen leiten und führen. Dann kommen immer wieder Impulse durch, die schließlich die Kanäle aufmachen.

Die Seele schwingen lassen

Die Seele ist einmalig. Das ist kein Ableger der Eltern oder des Bruders. Das heißt: In meinem Innersten bin ich original und einmalig. Mein Leben ist einfach ein Geschenk, das kommt mir zu, und dahinter steht ein Geheimnis, das die Kinder ahnen und spüren, aber noch nicht verbal ausdrücken können und wollen. Das ist einfach ihre Kraft, sie ist mehr als Vitalität, da ist noch etwas anderes. Wenn die Seele schwingen darf, klingen und schwingen kann, dann kann sehr viel Gutes geschehen fürs Kind.

Oft werden die Kinder ja auch zugedeckt von außen und können gar nicht so sein, wie sie sind. Das drücken sie dann in Bildern aus oder in Geschichten.

Ich kann mich an ein Bilderbuch erinnern. Da ging es um eine Katze und eine Maus. Eine Mama mit ihrem Zweijährigen schaute das Bilderbuch an, dann sagt der Zweijährige plötzlich: »Mama, schau da, da ist die Katze, da!« Da war keine Katze da. Und dann hat die Mama gesagt: »Jetzt spinn doch nicht so. Da ist doch keine Katze da.« »Doch, siehst du nicht die Katze? Siehst du sie nicht?« Für das Kind war sie da.

Es gibt sicher andere Wahrnehmungen. Ich denke auch, dass ein schwer kranker Mensch mit seinem ganzen Körper wahrnimmt, dass er vielleicht sogar mit den Füßen hört, und dass das durch und durch geht. Wenn mich Eltern ansprechen, dann soll dies nie am Kinderbett über die Krankheit sein, sondern ich geh' dann weit weg. Meist in eine andere Station. Ich glaube, dass die Schwingungen, die Sensoren eines Kindes so feinfühlig sind, dass sie die Schwingungen von Trauer, von Angst, oder von der Ohnmacht der Eltern wahrnehmen, sogar durch die Wände hindurch.

Die Krankheit der Kinder realisieren

Für mich ist es wichtig, die Krankheit des Kindes zu realisieren. Und das ist ein harter Prozess, ein unendlich harter Prozess. Ich denke, dass man dann als Eltern einfach den Mut haben muss, sich zu öffnen und das Leben des Kindes ganz als ein individuelles Leben anzunehmen.

Ich habe einmal Eltern erlebt, zwei Jahre habe ich sie begleitet, die, bevor das Kind nach Hause kam – bei uns dürfen die Kinder immer wieder zum Sterben nach Hause –, plötzlich zu weinen anfingen. Dann hat der Vater zu seiner Frau gesagt: »Zwei Jahre hatte ich Angst. Ich konnte es dir nie sagen, ich wollte immer der Starke sein«. Und die Frau hat geantwortet: »Und ich habe zwei Jahre lang innerlich immer wieder geweint, und ich konnte es dir nie zeigen, weil ich Angst hatte, du kannst es nicht verkraften.« Das ist für mich das Realisieren der Krankheit.

Krankheit kann auch als etwas ganz anderes wahrgenommen werden, nicht nur als Strafe oder als ein negatives Zeichen. Krankheit kann auch Le-

bensmaß sein. Jeder hat sein Leben, einer wird 102 Jahre alt, einer vielleicht nur vier Wochen. Ich glaube, um das anzunehmen, braucht man die Tür zur Seele, vom Verstand her ist ein krankes, sterbendes Kind nicht zu akzeptieren. Das müssen seelische Kräfte und Dimensionen sein.

Das Leben – nach oben offen wie eine Schale

Jede Begegnung mit Menschen, die sterben bzw. zur Vollendung ihres Lebens gehen, geschieht so, als ob ich dies zum ersten Mal in meinem Leben erfahren würde. Das heißt: Jeder Mensch hat seinen individuellen, ganz persönlichen Tod.

Auch mein persönliches Leben ist ein Geschenk, es wird mir gegeben, ich kann es bejahen. Meine Verarbeitung, meine Aufarbeitung ist sicher auch mein Gebet. Ich knie mich sehr oft in meine kleine Hauskapelle und mache meine Hände NACH OBEN OFFEN WIE EINE SCHALE. Da darf alles rein. Das geht natürlich durch den Kopf und durchs Herz, aber das geht wieder nach oben weiter. Ich kann mein Leben nicht als meinen Besitz nehmen, sondern das ist einfach ein Geschenk. Das ist meine Aufarbeitung. Ich bekomme es geschenkt, es geht durch mein Leben durch, und ich kann es weitergeben.«

»Sich führen lassen vom Geheimnis Du« – Woraus Begleitung lebt

Michael Försts Begleitung von Kindern und Eltern wurzelte in einer ganz bestimmten Spiritualität, zu der dieses Buch auch andere hinführen möchte. Er selbst ging, wie er sich ausdrückte, in seinem Leben viele »Schritte mit dem Du« eines persönlichen Gottes. Schweigend und staunend ließ er sich immer wieder von dessen geheimnisvoller Präsenz in der Welt führen und leiten.

Ein Bild, das seine Gottesbeziehung treffend kennzeichnete, tauchte dabei immer wieder auf: das Bild zweier »Hände nach oben offen wie ein Schale«. Alles darf darin seinen Platz haben, wie er sich ausdrückte, auch das Unangenehme und Leidvolle. Erst in der Rückschau erkennen wir den roten Faden. Durch die Öffnung nach oben kann das »Licht aus der Höhe« hereinfallen und das ganze Leben erhellen. Bis zuletzt blieb dieses Lebensbild für ihn leitend.

»In diesen Tagen und Wochen mitten in der Klinik taucht eine tiefe Sehnsucht nach Licht in mir auf. Alles soll Licht werden, mich durchströmen«, schrieb er noch zuletzt. »Die Kraft des ganzen Jahres, leuchtende und frohmachende Tag- und Jahreszeiten haben sich tief in mir eingegraben. Erlebnisse von beiden Kräften, von beiden Seiten der Seele haben sich um mich gelegt wie ein neuer Lebensring eines älter werdenden Baumes. Es sind Kräfte für die länger werdenden Nächte, Kräfte, die stark machen. Kräfte wie Sonnenstrahlen, die alles durchdringen und durchformen. Licht will jetzt mich durchfluten, ein neues Bewusstsein, ein neues Leben.«

Michael Först war in diesem Sinne ein Grenzgänger. Er kundschaftete an der Grenze zu einer anderen Welt und erzählte von seiner gewonnenen spirituellen Einsicht, auch und vor allem in seinen Gebeten, Gedichten und Zeichnungen (vgl. die Farbtafeln auf den Seiten 24a, 64a, 136a). Alle, die wollten, konnten daran Anteil nehmen. Manchem wurde erst später bewusst, was und wie viel er oder sie dadurch vermittelt und geschenkt bekam.

So verstand er sich auch als Seelsorger. Er wollte die Gegenwart Gottes sichtbar machen und anderen dabei helfen, den Blick auf und das Vertrauen in einen liebenden Gott zu wagen. »Schau Tilo ...«, so begann er das Gespräch mit Tilo (vgl. S. 74). »Meine Hände geballt, umschließen und halten fest. Öffne ich sie zu einer Schale, hat alles Platz. Zieh' ich die Finger ein, entsteht ein Rand nach innen, und da staut sich alles und mieft. Mache ich sie ganz offen, wird alles frei.« In seiner Gegenwart übten zahllose Menschen unterschiedlichen Alters, unterschiedlicher Hautfarben, Religionen und Konfessionen die ungewohnte Öffnung nach oben, manche taten dies das erste Mal in ihrem Leben. Verkrampfte, sich wehrende Hände wurden frei. Dies gilt besonders für die schwer kranken Kinder und Jugendlichen und deren Angehörige, denen er als Klinikseelsorger begegnete.

Den von ihm bis in den Tod begleiteten Kindern und Jugendlichen aber wurde er zum Fährmann. »Es gibt keine Träne der Bitterkeit, die ich nicht mitgeweint habe. Oft nur still, nicht sichtbar nach außen«, bekannte er am Schluss. Und doch: Am Ende blieb er seiner Aufgabe als Fährmann treu, die ihm anvertrauten Menschen sicher in die Arme Gottes zu übergeben.

Michael Först nahm die Menschwerdung Gottes wörtlich, er

suchte – dem Beispiel Jesu folgend – Gott in den kleinsten und in ihrer Not ärmsten Menschen, und wurde auch selbst klein, arm und in allem ganz menschlich. Er war in allem ganz Mensch, wusste zu feiern und war ein Mann der konkreten Praxis. Und doch suchte er von Anfang an die geistige Welt hinter allem Stofflichen. Er ahnte, dass alle äußere Schönheit nur der schwache Widerschein einer inneren Herrlichkeit war, von der er hin und wieder poetisch zu schwärmen begann.

In einer Zeit, in der das Christentum und mit ihm die Kirchen in ihrer Glaubwürdigkeit stark angefragt sind, war er ein glaubwürdiger geistlicher Begleiter, der Menschen vor allem in Grenzsituationen ein reiches, spirituelles, franziskanisch geprägtes Christentum als Quelle und Anker der Hoffnung vermitteln konnte. Er zeigte, dass Spiritualität und Weltzugewandtheit einander bedingen und wie zwei Seiten einer Medaille zusammenhängen. Denn das in einem Menschen wirkende Wort Gottes wartet ständig auf die tätige Antwort des Menschen: Jeder »achte auf diese Geburt in sich und in dem Grunde: dann werden alle Kräfte erleuchtet und der äußere Mensch dazu. Denn, sobald Gott den *Grund* innen mit der Wahrheit berührt, wirft sich das Licht in die Kräfte, und der Mensch kann dann bisweilen mehr, als ihn irgendwer zu lehren vermöchte.«[33]

2.

»Jede Menge Vermächtnis«

Erlösung in der Erinnerung

Der Tod eines Menschen, den man geliebt hat, hinterlässt eine tiefe Wunde, die nur langsam heilt. Nichts kann beschönigt werden. Zweifel oder das Gefühl, in Dunkelheit zu leben, können nicht allzu schnell durch einzelne Lichtblicke in der Begegnung mit schwerst kranken Kindern ausgeräumt werden. Sie sind da und kommen wieder. Die Versicherung und Ahnung, dass am Ende alles gut wird, wird immer mit Phasen großer Niedergeschlagenheit konfrontiert bleiben.

Irgendwann aber, so erzählt eine betroffene Mutter, sei ihr aufgegangen, dass ihr verstorbener Sohn ihr »JEDE MENGE VERMÄCHTNIS« hinterlassen habe. Wochen, Monate, ja Jahre der Trauer waren mittlerweile vergangen, bis schließlich der Blick frei wurde für seine hinterlassenen Signale und Botschaften. Nur mühsam gelinge es, fügt sie hinzu, die Toten anzunehmen und mit ihnen weiterzuleben.

Es lohnt sich, den authentischen Erfahrungen in diesem Buch zu trauen. Sie bestätigen einen bekannten Satz Martin Bubers: »Das

Geheimnis der Erlösung liegt in der Erinnerung.« Im Blick zurück erkennt man einen rettenden roten Faden, der bleibt und Hoffnung macht. »Was bleibt?«, fragt beispielsweise Tilos Mutter: »Tiefe Dankbarkeit und Freude, dass wir dieses Kind haben durften. Grenzenloser Respekt vor der beispielhaften Würde, mit der Tilo und seine Freunde Leid und Schmerz trugen. Ein tiefes Gefühl von Frieden, wenn wir an seinem Grab stehen – egal, was wir an Sorgen und Ärger oftmals mit uns herumtragen, dort erhält alles die Bedeutung, die ihm zusteht. Und mir hat er, so empfinde ich es oftmals, seine Fröhlichkeit hinterlassen. Eine Art von Fröhlichkeit, die ich früher nicht besaß, die ich aber an Tilo so sehr liebte. Und zwei schriftliche Zusagen von ihm, die sich in den 13 Jahren, die zwischen seinem Heimgehen und heute liegen, immer wieder bestätigt haben: Auf der Suche nach einem Bleistift in Tilos Federmäppchen fand ich ein vielfach gefaltetes Stückchen Papier, ein einziges Wort stand darauf ›Fürbitte‹. Beim Ausräumen seines Zimmers kam mir eine Bastelarbeit von ihm in die Hände – eine gemalte Bildgeschichte, die man zwischen zwei Rollen ablaufen lassen kann. Er hat sie mit den Worten beendet: ›Zurück bleiben Erinnerungen voller Liebe.‹«

Nach einer jahrelangen Suche nach Sternen am nächtlichen Himmel bleiben »nur« Erinnerungen. Diese Erfahrung birgt nicht nur eine drückende Last, nämlich die, nicht vergessen zu können. Im Gegenteil: Wir spüren die bleibende Präsenz der Toten in uns. Sie wirken weiter, leben weiter, senden weiter ihre Signale und Botschaften – eben wie Sterne in der Nacht, die mit den Jahren immer heller leuchten.

Da sind beispielsweise die Eltern der kleinen Theresa. Sie berichten von einem bleibenden Licht, durch welches das ganze Leben ihrer Tochter für sie zu einer einzigen Botschaft wurde. Theresa starb nur wenige Monate nach ihrer Geburt. Einem Tumor im Bauchbereich waren in dramatisch kurzer Zeit weitere Metastasen in der Lunge gefolgt. Immer mehr mussten die Eltern die Ausweglosigkeit der Erkrankung erkennen, obwohl sie in ihrem Innersten die Hoffnung auf eine Heilung oder ein Wunder nie aufgegeben hatten.

Lange suchten sie eine andere Sichtweise, die ihnen helfen konnte, mit anderen Augen auf das Leben von Theresa zu schauen. Je mehr es ihnen gelang, jenseits der Grenzen von Logik »den Blick auf das Göttliche in ihrem Kind zu richten«, desto eher wurde ihnen jener andere Blick geschenkt: »So wie Theresa zu uns kam, konnten wir sie auch wieder gehen lassen, in großem inneren Frieden, und wir danken Gott dafür. Ein Spruch von Hieronymus drückt in wundervoller Art und Weise aus, was wir tief in uns empfinden: Du hast sie uns geliehen, o Herr, und sie war unser Glück. Du hast sie zurückgefordert, und wir gaben sie dir ohne Murren, aber das Herz voll Wehmut.«

Da sind beispielsweise Martinas Angehörige und Freunde. »Sie hat uns etwas gegeben, das ihren Tod überdauert«, schrieb ihre Lehrerin in einem Nachruf. Martina starb kurz vor ihrem vierzehnten Geburtstag an den Folgen ihrer Leukämie-Erkrankung. Die Lehrerin fährt fort: »Keiner, der Martina näher kannte, wird sie vergessen.« Ihre Tapferkeit und Geduld, mit der sie ihren schweren Weg ging, sprachen in ihren Augen für ihre innere Stärke und machten sie im Nachhinein für Schülerinnen und Lehrkräfte zum Vorbild.

Auch Martina hat sich den Eltern, der Familie, allen, die sie gekannt haben, durch ihr ganzes Wesen fest eingeprägt. Ihre Mutter erzählt: »Viel später, unsere Martina hatte den Kampf gegen den Krebs verloren, erlebte ich diesen Lichtblick wieder. Als am Himmel nachts nur ein Stern am Himmel stand, erklärte ich meinen beiden jüngeren Kindern: Dieser Stern ist unsere Martina – sie sieht jetzt zu uns herab und paßt auf uns auf – und es tröstete uns alle.«

Das Projekt »Omnibus« – eine Zufluchtsstätte für Eltern schwerst kranker Kinder und Jugendlicher

Die Extremsituation, in die das schwerst kranke Kind und seine Familie geworfen werden, kann nur durch ein integratives Behandlungskonzept bewältigt werden. Nicht nur die Kooperation von Ärzten und Pflegekräften, sondern auch die Integration der psychosozialen Dienste (Sozialdienst, Seelsorge etc.), vor allem aber die Mitwirkung der Eltern sind hierfür überlebensnotwendig.

Es bedarf keiner besonderen psychologischen Schulung, um nachfühlen zu können, wie wichtig für schwer kranke Kinder gerade ein enger, auch räumlicher Kontakt zu ihren Eltern und Angehörigen ist. Auf deren Unterstützung, Aufmunterung und Zuneigung sind sie während der Therapie besonders angewiesen – zumal ein Heilungsprozess von der Begleitung durch Eltern, so Untersuchungen, entscheidend gefördert wird.

Dies hat in den neunziger Jahren verschiedene Stiftungen und Privatinitiativen auf den Plan gerufen, durch Modelle und Konzepte

Eltern und Angehörige stärker in ein umfassendes Behandlungskonzept zu integrieren. Besonders betrifft dies die Unterbringung der Eltern und Angehörigen in der räumlichen Nähe ihres Kindes. Aus diesem Grund entstanden, teilweise gesponsert, Häuser in der Nähe der Kinderkliniken. Wegen der oft langwierigen und belastenden Behandlungszeiten, denen die Kinder ausgesetzt sind, und den schwierigen Übernachtungsmöglichkeiten, vor allem in den Großstädten, war dies dringend nötig geworden. Ferner wirken sich der Austausch von Menschen, die dasselbe Schicksal teilen, und eine angemessene psychosoziale Begleitung in ihrer Not förderlich auf die Gesamtbehandlung aus.

In Deutschland war eines der Ersten dieser Projekte das von Michael Först im Jahre 1985 ins Leben gerufene Projekt »Omnibus« in München. Tilos Mutter erinnert sich noch sehr gut, wie M. Först bereits 1982 reagierte, als sie ihm »von den Nöten der herbergssuchenden Mütter berichtete«; er suchte seitdem nach einer Abhilfe. In der Tat waren es Mütter, wie er selbst rückblickend feststellte, deren Notsituation ihn zu diesem Projekt drängte. Oft nur mit einer Reisetasche ausgerüstet standen sie damals hilflos in der Klinik herum und wussten nicht, wo sie bleiben konnten, nachdem sie ihr Kind überstürzt ins Krankenhaus hatten bringen müssen. Ihnen und anderen Angehörigen wollte er eine Zufluchtsstätte schaffen. Dazu gründet Michael Först 1985 das Projekt »Omnibus« (von lateinisch »omnibus hominibus« – »für alle Menschen«). In angemieteten Wohnungen bietet er nun, mitgetragen vom seinem Franziskanerorden, Eltern und Angehörigen von Kindern, die in der nahe gelegenen Klinik untergebracht sind oder dort behandelt werden, kos-

Trilogie der Nacht

I

Der Tag hat sich zurückgezogen.
Die Farben sind heimgekehrt in ihre Harmonie.
Die Lebensfarben von den Einflüssen des Tages,
eingefärbt, ausgestreut,
haben ihre Bedrängnis und ihr Drängen
zurückgenommen.

Alles zusammen gehört jetzt dir allein.
Das Tagwerk, nun vollendet,
bringt Ruhe, fließendes Glück.
Alles wird zum Geschenk.
Alles darf ich annehmen.
Alles darf ich hergeben.
Nacht ein Tausch der Kräfte.

Tiefes Blau umschließt alles.
Wie durch geschlossene Augen strömt unaussprechliches
Licht in die Geborgenheit der Nacht,
lässt anteilnehmen am Licht des Universums,
am Licht der göttlichen Weisheit und Führung.

Alles darf da sein, bereitet für die Nacht.
Kraft der Mitte – Helligkeit die alles durchdringt.

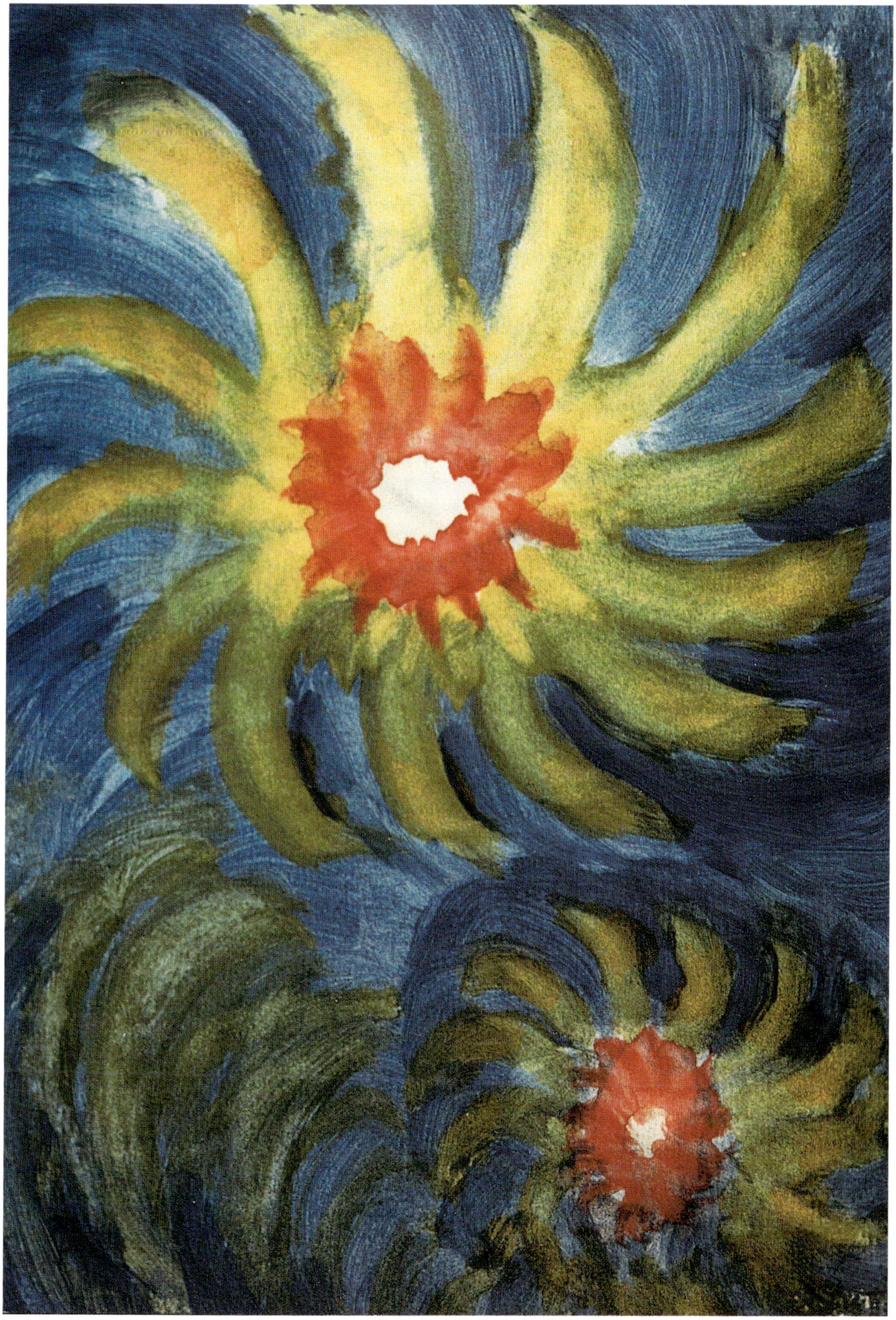

II

Ganz gestärkt und fest
führst du meine Schritte.

Stark gemacht hat die bergende Nacht
den Suchenden,
den Dankenden,
den Redlichen.

Verwandelt ist alles, in liebliche Pracht gehüllt.
Der Weg in die Zukunft gelingt,
in der Vergangenheit geläutert,
im Dunkel die eigene Glut gefunden.

III

Irgendwann holt uns der anbrechende Tag
aus guter, dunkler Nacht.

Ohne Schrecken, ohne Angst,
langsam beginnt das Leben,
langsam hat er sich ja auch entfaltet.

Die Welt legt ihre Gesetze als neues Gewand
in den frühen Morgen.
Alles wird Sprache.

Alles strebt zum Leben,
gewinnt Selbständigkeit
und öffnet sich für Ungeahntes.

Dank dir, du Schöpfer aller Möglichkeiten.
Lass dich verherrlichen durch meinen Lobpreis.
In deiner Güte führst du in die Weite
eines neuen Tages,
geführt durch dein Licht
aus dunkler Nacht.

Langsam, ohne Schrecken, ohne Angst
beginnt das Leben.
Langsam hat es sich ja auch
entfaltet.

Das neue Gewand:
Die Welt legt ihre Gesetze in den
frühen Morgen:
alles wird Sprache,
alles gewinnt Selbständigkeit
und strebt zum Leben.

Offen für Ungeahntes.

Dank dir, du Schöpfer aller Möglichkeiten,
in deiner Güte führst du in die Weite
eines neuen Tages.

Michael Först

tenlose Übernachtungs- und Wohnmöglichkeiten und zugleich eine persönliche Anlaufstelle für ihre inneren Nöte.

Zahllose Erinnerungen an Kinder, die ihre Krankheit überwunden haben oder auch gestorben sind, finden sich in den vielen Gästebüchern und den unzähligen Briefen und Aufzeichnungen von Angehörigen, die an Michael Först gerichtet sind. Über die in Politik und Öffentlichkeit als äußerst notwendig erachtete Arbeit wurden mittlerweile mehrere wissenschaftliche Arbeiten verfasst, erschienen Reportagen in Tageszeitungen und Rundfunk- und Fernsehbeiträge. 1991 wurde Michael Först für seine nicht nur in der Münchner Region bekannt gewordenen Verdienste das Bundesverdienstkreuz verliehen.

Im Jahre 1999 realisiert sich nun ein alter Traum von Michael Först. Der Bau eines eigenen Hauses am Münchener Goetheplatz wird fertig gestellt. Ein Leben lang hat ihn die Vision eines »Schwingtürklosters« umgetrieben. Seinen Nachfolgern ist dies als Vermächtnis hinterlassen.

Anmerkungen

1 Originaltext in: Peter Weber-Schäfer, Zen-Aussprüche und Verse der Zen-Meister, Frankfurt a.M. 1964, S. 25

2 Michael Gmelch, Du selbst bist die Botschaft. Eine therapeutische Spiritualität in der seelsorgerlichen Begleitung von kranken und leidenden Menschen, Würzburg 1996, S. 169

3 Elisabeth Kübler-Ross, Kommerzialisierte Leiden für verborgene Leiden, in: Concilium 12(1986), S. 558-564, hier S. 560

4 Elisabeth Kübler-Ross, Vorwort zu: Buckingham Robert W., Mit Liebe begleiten. Die Pflege sterbender Kinder, München 1983, S. 7f.

5 Heinrich Spaemann, Orientierung am Kinde. Meditationsskizzen zu Mt 18,3, Einsiedeln 5. Aufl. 1983, S. 9

6 A.a.O., S. 15

7 Elisabeth Kübler-Ross, Kinder und Tod, Zürich 1984, S. 233

8 Jehuda Amichai, Zeit. Gedichte, aus dem Hebräischen von Lydia Böhmer und Paulus Böhmer, © Suhrkamp Verlag, Frankfurt a.M. 1998, S. 9

9 Elisabeth Kübler-Ross, Kinder und Tod, S. 155

10 Elisabeth Kübler-Ross, Erfülltes Leben – würdiges Sterben, hrsg. von Göran Gripp, aus dem Amerikanischen von Sieglinde Denzel und Susanne Naumann, Gütersloh 1998, S. 59

11 Johann-Christoph Student, Im Himmel welken keine Blumen. Kinder begegnen dem Tod, Freiburg-Basel-Wien 1992, S. 17

12 Henri J.M. Nouwen, Die Gabe der Vollendung. Mit dem Sterben leben, aus dem Amerikanischen übersetzt von Bernardin Schellenberger, Freiburg-Basel-Wien 3. Aufl. 1998, S. 56

13 Ebd.

14 Heinrich Spaemann, Orientierung am Kinde, S. 23

15 Vgl. dazu Hans-Ludwig Freese, Kinder sind Philosophen, Weinheim-Berlin 4. Aufl. 1992, S. 17

16 Heinrich Spaemann, Orientierung am Kinde, S. 144
17 Sheila Cassidy, Die Dunkelheit teilen. Spiritualität und Praxis der Sterbebegleitung, Freiburg-Basel-Wien 1995, S. 18
18 A.a.O., S. 20
19 Martin Buber, Werke, Band 3, München 1963, S. 749
20 Zit. nach Rolf Zerfass, Menschliche Seelsorge, Für eine Spiritualität von Priestern und Laien im Gemeindedienst, Freiburg-Basel-Wien 1985, S. 100
21 Dietrich Bonhoeffer, Gesammelte Schriften, hrsg. von Eberhard Bethge, Bd. III, München 1960, S. 236f.
22 Henri J.M. Nouwen, Geheilt durch seine Wunden. Wege zu einer menschlichen Seelsorge, Freiburg-Basel-Wien 1987, 138f.
23 Linus David, Feste deines Lebens - Stationen SEINES Weges, Limburg 1977, S. 40
24 Sheily Cassidy, Die Dunkelheit teilen, S. 45
25 Linus David, In deine Hände. Gedanken über das Sterben, Limburg 1979, S. 27
26 Linus David, Wenn du ein Christ sein willst. Texte zum Nachdenken, Limburg 2. Aufl. 1978, S. 24
27 Henri J.M. Nouwen, Die Gabe der Vollendung, S. 81f.
28 Henri J.M. Nouwen, Du bist der geliebte Mensch. Religiös leben in einer säkularen Welt, Freiburg-Basel-Wien 1993, S. 117f.
29 A.a.O., S. 118
30 A.a.O., S. 118 f.
31 Linus David, Wenn du ein Christ sein willst, S. 48
32 In einer Magisterarbeit zum Thema »Begleitung schwerstkranker Kinder als Bildungsaufgabe« (1995)
33 Meister Eckhart, Deutsche Predigten und Traktate, hrsg. und übersetzt von Josef Quint, Zürich 1979, S. 427

Quellennachweis

Die Wiedergabe der Texte und Bilder von Pater Michael Först erfolgt mit freundlicher Genehmigung der Bayerischen Franziskanerprovinz vom heiligen Antonius von Padua, München.

Die im Buch wiedergegebenen Kinderzeichnungen wurden vom Archiv Pater Michael Först freundlicherweise zur Verfügung gestellt.

Seite 61, 93, 115: Lothar Nahler, Hillesheim – Seite 83: Quelle unbekannt

Quellennachweis

Die Wiedergabe der Texte und Bilder von Pater Michael Först erfolgt mit freundlicher Genehmigung der Bayerischen Franziskanerprovinz vom heiligen Antonius von Padua, München.

Die im Buch wiedergegebenen Kinderzeichnungen wurden vom Archiv Pater Michael Först freundlicherweise zur Verfügung gestellt.

Seite 61, 93, 115: Lothar Nahler, Hillesheim – Seite 83: Quelle unbekannt